AF464824

LES LÉPREUX

ET

LES LÉPROSERIES DE LIMOGES

PAR

Louis GUIBERT

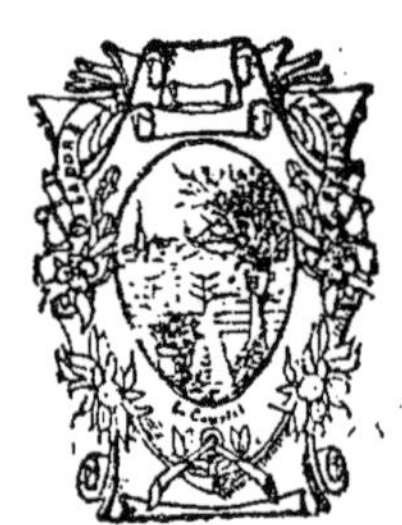

LIMOGES

IMPRIMERIE - LIBRAIRIE - PAPETERIE - RELIURE

DUCOURTIEUX & GOUT

Libraires de la Société archéologique du Limousin et de la Société Gay-Lussac

7, RUE DES ARÈNES, 7

1905

LES LÉPREUX

ET

LES LÉPROSERIES DE LIMOGES

LES LÉPREUX

ET

LES LÉPROSERIES DE LIMOGES

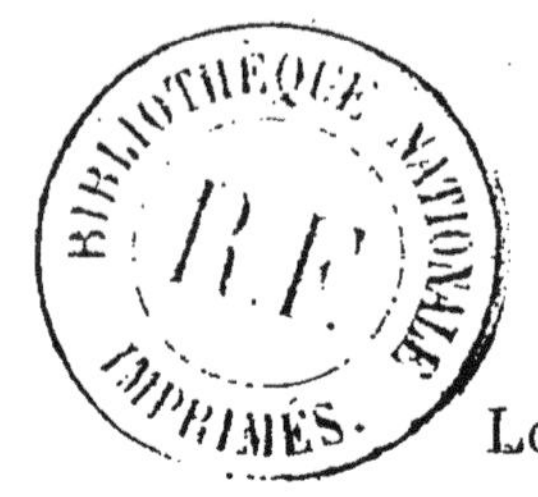

PAR

Louis GUIBERT

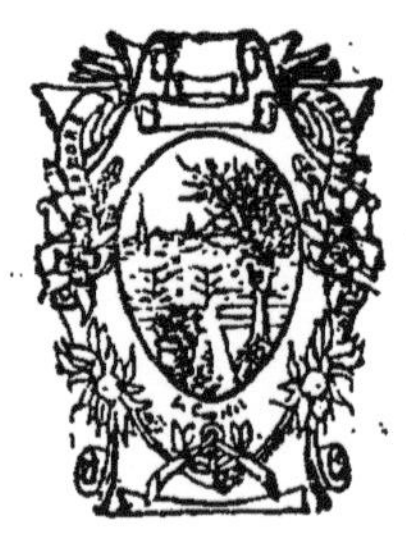

LIMOGES

IMPRIMERIE - LIBRAIRIE - PAPETERIE - RELIURE

DUCOURTIEUX & GOUT

Libraires de la Société archéologique du Limousin et de la Société Gay-Lussac

7, RUE DES ARÈNES, 7

1905

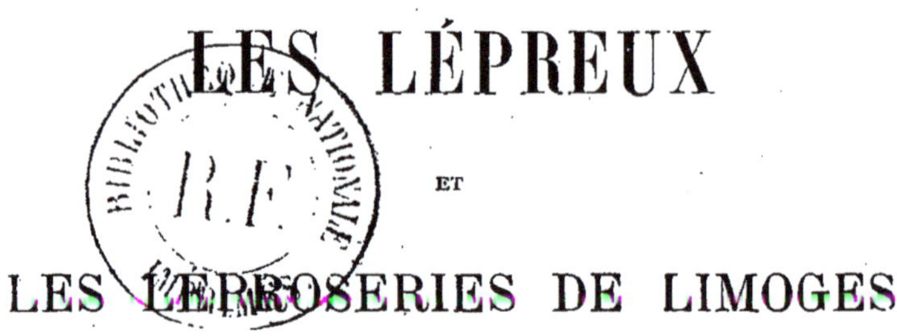

LES LÉPREUX
ET
LES LÉPROSERIES DE LIMOGES

INTRODUCTION

L'existence de la lèpre en Occident, en particulier dans diverses régions de la France, est attestée dès le haut moyen âge par des témoignages nombreux. Il semble hors de doute que cette terrible maladie, devenue fort rare aujourd'hui dans nos contrées, mais dont on connaît encore beaucoup d'exemples en Bretagne et dont nous avons entendu, au cours des cinquante dernières années, des médecins citer quelques cas bien caractérisés en Limousin, fut apportée de l'Orient, où elle est signalée dès la plus haute antiquité.

C'est à tort, néanmoins, que certains auteurs ont prétendu que l'Europe centrale ne l'avait pas connue avant les grandes expéditions tentées à partir de 1096 pour la délivrance des Lieux Saints. La vérité est que la lèpre prit, vers le commencement du douzième siècle, un développement énorme et devint presque commune dans certaines provinces; mais elle sévissait depuis longtemps déjà, et même des ordonnances avaient été promulguées pour séparer les lépreux du reste de la société, en vue d'éviter la propagation de leur mal. Celui-ci est mentionné à un capitulaire de l'an 757, et un autre, de 789, interdit aux personnes infectées de se mêler au peuple (1). Deux siècles plus tôt, l'Eglise de France s'occupait

(1) *De Leprosis, ut se non intermisceant alio populo.* (*Historiens de France,* t. V, p. 650.)

déjà des lépreux avec sollicitude. En 549, le concile d'Orléans recommandait instamment ces malheureux à la charité de leurs frères en Jésus-Christ; le concile de Lyon, en 583, adressait en leur faveur un nouvel appel à tous les fidèles et chargeait les évêques du soin de pourvoir à la nourriture et à l'habillement de ces parias qu'à l'exemple de certains peuples de l'Orient, la société chrétienne allait, sinon rejeter de son sein, du moins bannir des villes et, dans beaucoup de provinces, priver presque complètement de leur liberté. Les adjurations de l'épiscopat furent entendues. Un intéressant mémoire sur les *Maladreries de Verdun* constate que les lépreux de Maëstricht et de Metz avaient été, dès l'an 634, l'objet des libéralités du diacre Adalgise, neveu de Dagobert (1). D'autres donations en faveur des infortunés atteints de la lèpre sont signalées aux siècles suivants.

On a vu que l'autorité civile avait cherché, dès le huitième siècle, à séparer du reste de la population les personnes frappées d'une affection déjà tenue non seulement pour transmissible dans le sang, mais pour contagieuse. Des mesures analogues avaient été en vigueur dans l'antiquité : chez les Juifs et les Persans, les lépreux vivaient à part et il leur était enjoint d'éviter le contact des autres hommes. Pépin ne fit probablement qu'édicter une séparation qui, en vertu de la seule coutume, existait déjà de fait. Mais les capitulaires renferment une disposition très caractéristique, très grave : celle-ci, avec raison, a appelé d'une façon toute particulière l'attention des écrivains qui se sont occupés de notre sujet. Aux termes de cet article d'un capitulaire de Pépin, de l'année 757 (2), la femme d'un lépreux pouvait, avec le consentement toutefois de son mari, rompre le lien conjugal et prendre un autre époux. L'Eglise ne paraît pas avoir admis ce cas de divorce. Mais nous devons retenir le fait et y voir un témoignage bien frappant de cette disposition d'esprit qui, s'affirmant et déduisant logiquement les conséquences de certaines prémisses posées, aboutira à dénier au lépreux jusqu'à sa qualité d'homme. On verra plus loin que, dans plusieurs régions, la coutume ou la législation écrite a frappé de mort civile les personnes reconnues atteintes de l'épouvantable maladie.

Placés sous la protection des évêques, les lépreux furent l'objet de leur intérêt tout spécial, et il semble que les premières maisons

(1) Buvigner, *Les maladreries de la cité de Verdun* (Metz, 1862). Voir aussi un mémoire de M. Labourt : *Recherches sur l'origine des maladreries*, 1851.

(2) *Historiens de France*, t. V, p. 643.

où ils aient été recueillis soient de fondation épiscopale. La charité publique avait besoin d'être stimulée à l'égard de cette catégorie de membres souffrants de l'Eglise. Le vulgaire attribua toujours un caractère mystérieux au mal dont ils étaient affligés ; il y voyait l'effet d'une sorte de malédiction et était porté à s'écarter des individus qu'avait frappés cette malédiction ; néanmoins, le peuple n'avait pas encore conçu pour eux les sentiments d'horreur et de haine qu'il manifesta plus tard et que nous verrons, dans le premier quart du xive siècle, se traduire par des persécutions odieuses et une véritable extermination. En réalité, pendant longtemps, les lépreux paraissent n'avoir été, en France, l'objet d'aucune mesure rigoureuse.

On confondait sous le nom de lèpre des maladies de natures diverses. Des savants ont prétendu que la véritable lèpre du moyen âge n'était autre que la syphilis, et cette thèse a été plus d'une fois soutenue. On s'accorde aujourd'hui à la rejeter. Il n'entre pas dans le cadre de cette étude de discuter le caractère même des affections très variées, nous le répétons, dont se trouvaient atteints les hôtes des maladreries. Il convient de rappeler du reste qu'on distinguait les personnes affligées de la lèpre dite « *lèpre blanche* », de celles que rongeait un mal plus cruel et qu'on désignait sous le nom de « *ladres rouges* », sans doute à cause de l'aspect de leur peau, enflammée et sanguinolente. Ces derniers, souvent défigurés et mutilés, furent, à plusieurs époques, tenus impitoyablement séquestrés dans l'enclos de la maladrerie, marqués même au fer rouge, afin qu'en cas d'évasion la cicatrice les dénonçât à première vue. Les ladres blancs, qui portaient des stigmates moins hideux de la maladie, eurent presque toujours la faculté d'aller et de venir, de vagabonder et de mendier, en s'astreignant toutefois à certaines précautions auxquelles ils étaient obligés de se conformer sous peine de châtiments corporels. Des hospices différents étaient dans beaucoup de localités assignés à chacune de ces catégories de malades.

Les signes les plus caractérisques de la lèpre étaient les suivants, d'après le *Précis historique des ordres de Saint-Lazare et de Saint-Maurice*, de Cibrario :

« Peau dure et bronzée, couverte de squammes ou croûtes d'un blanc livide, et sillonnée de crevasses exsudant des humeurs fétides ; front ridé ; yeux ronds, vitreux et fixes ; cils érodés ; dépilation générale du corps ; nez déformé, ulcères dans ses cartillages ; ulcères au palais, avec destruction de la luette ; voix rauque ; haleine excessivement fétide ; oreilles cadavéreuses et disproportionnément allongées ; ongles réduits à une substance gommeuse ;

genoux et mains gonflés, de couleur noire, avec transparence livide... » (1).

Quelques précautions d'hygiène paraissent avoir été au moyen âge toute la médication employée à l'égard des lépreux. Nous n'avons nulle part trouvé trace d'un traitement curatif quelconque. N'eût été la crainte de la communication de leur mal, ils eussent été secourus en qualité de pauvres beaucoup plus qu'à titre de malades. La défense qui leur était faite de se mêler au reste de la population fut souvent renouvelée; mais elle paraît avoir été rarement appliquée et être demeurée sans aucune sanction pénale. Tout au moins les précautions auxquelles on eut recours furent-elles insuffisantes; les malades vécurent à part, mais restèrent en général dans leur famille et purent semer autour d'eux le germe d'une affection dont les multiples phénomènes et la marche capricieuse déroutaient la science médicale du temps.

L'extension que prit la maladie au retour des premiers croisés et la constatation irrécusable de son caractère contagieux décidèrent enfin l'Eglise et le pouvoir civil à édicter une réglementation sévère, dans le but d'isoler les lépreux et de les obliger à vivre dans des établissements particuliers situés en dehors des villes. Le clergé et les seigneurs laïques paraissent avoir rivalisé de zèle et de générosité pour la création de ces asiles qui, en peu d'années, se multiplièrent et dont beaucoup devinrent fort riches (2). Avant la fin du règne de Louis VII, il n'existait pas, dans le royaume de France, moins de deux mille établissements de ce genre. Le testament de ce prince, qui renferme un legs relativement considérable au profit des léproseries de ses Etats, l'énonce en termes catégoriques (3). D'après le *Dictionnaire* de Larousse, le treizième siècle n'aurait pas vu s'élever moins de *dix-neuf mille* établissements nouveaux de cette espèce.

Presque toutes les maladreries furent établies, sinon sur le même modèle, du moins d'après un programme à peu près identique. Une étude des plus intéressantes sur les anciens établissements hospitaliers de l'Yonne indique d'une façon très précise les conditions qu'on recherchait surtout dans l'assiette de ces maisons :

(1) Traduction de M. Humbert Ferrand. — Lyon, 1860, p. 4.

(2) Plusieurs, dans notre région, jouirent de revenus considérables. La Maison-Dieu de Montmorillon passe pour avoir possédé *cinquante mille livres* de rentes. (Labourt, *Recherches sur l'origine des ladreries, maladreries, léproseries*. Paris, 1851, p. 4.)

(3) *Donamus et legamus duobus millibus domorum leprosorum decem millia librarum, videlicet cuilibet earum centum solidos.*

« On les plaçait toujours, dit l'auteur, dans la campagne, vers une source ou un cours d'eau, dans un but de salubrité, et près d'un chemin, afin de recueillir les aumônes des passants. De plus, dans la plupart des léproseries de notre contrée, l'Eglise établit des pèlerinages auxquels elle accordait des indulgences, pour rappeler aux foules le souvenir des lépreux et exciter à leur égard la commisération et la charité du peuple chrétien » (1).

En général, les constructions de ces asiles n'avaient rien de grandiose : elles consistaient en un groupe de petites maisons, quelquefois de huttes d'un aménagement très sommaire, édifiées autour ou à proximité d'une chapelle : les indications que donnent certains documents sur ces hôpitaux nous les montrent comme offrant à peu près l'aspect et la disposition des béguinages flamands.

La citation qu'on vient de lire mentionne l'établissement de pèlerinages et d'assemblées de dévotion dans les petits sanctuaires dépendant des maladreries. Nous ne constatons pas le fait dans notre pays, et nous ne trouvons trace d'aucune concession d'ordre spirituel en faveur des chapelles de lépreux; mais les léproseries des provinces voisines ont bénéficié de privilèges importants, accordés par le pouvoir civil. En Poitou notamment, les rois d'Angleterre, qui avaient richement doté plusieurs établissements de ce genre, leur octroyèrent, à la fin du XIIe siècle, les droits à percevoir sur les marchandises apportées à plusieurs grandes foires, et peut-être telle de ces foires avait-elle été créée précisément en vue d'assurer des ressources à ces maisons.

Dans certains pays, les individus atteints de la lèpre étaient considérés comme civilement morts et déchus de toute capacité comme de tout droit. M. Guillouard, qui a fait une étude approfondie de la condition des lépreux au moyen âge, signale cet état de choses comme ayant existé, de par les mœurs et de par la législation, dans plusieurs provinces. La coutume de Clermont en Beauvoisis formule l'arrêt en termes catégoriques : le mézel est « mort quant au siècle ». Ailleurs, en Normandie par exemple, ce régime barbare est atténué : l'infortuné n'a ni le droit de contracter, ni celui de tester; mais il conserve l'usufruit de ses biens (2). Plus au nord, à Lille et dans une partie des Flandres, dans le Hainaut, le lépreux n'est nullement dépouillé de la propriété de son patrimoine

(1) H. Bouvier, *Histoire de l'assistance publique dans le département de l'Yonne.*

(2) Guillouard, *De la condition des lépreux au moyen âge, notamment d'après la Coutume de Normandie.* Paris et Caen, 1875.

et peut en disposer à son gré. Il agit, traite et contracte, achète et vend comme toute autre personne; il est soumis à des règlements de police et d'hygiène spéciaux, rien de plus. Nous verrons plus loin qu'il paraît en avoir été de même en Limousin et dans notre région.

Encore, dans une partie au moins des provinces, les restrictions apportées à la liberté du mézel ne paraissent-elles, au moins jusqu'au XIIIe siècle, s'appliquer qu'aux malades indigents ou appartenant aux classes inférieures. La noblesse tout au moins y échappe. On sait qu'en 1119 l'ordre de Saint-Lazare avait été fondé spécialement pour les chevaliers lépreux et que, jusqu'en 1253, le grand-maître dut être choisi parmi les membres de cette famille religieuse atteints de la lèpre. Plusieurs grands seigneurs croisés qui l'avaient contractée continuèrent à guerroyer, à chasser, à tenir leurs assises, à vivre de la même vie que leurs voisins, et Amaury, roi de Jérusalem, qui demeura malade de longues années, mourut sur le trône. En Europe, beaucoup de barons affligés de la lèpre vécurent dans leur château et n'abandonnèrent pas leur famille. Dans les monastères, on ne chassa pas les frères chez qui se manifesta la maladie; on se borna à leur donner une cellule à part, dans les dépendances du cloître. La Vie de Louis IX, écrite par le confesseur de sa femme, Marguerite de Provence, et qui contient tant d'anecdotes touchantes, tant de gracieux récits concernant le saint roi, nous apprend qu'un religieux de l'abbaye de Royaumont, le frère Ligier, était couvert de la lèpre la plus rebutante. « Pour la grant maladie, conte le naïf auteur, ses yeux estoient si degastez qu'il ne veoit goute, et avoit perdu le nez, et ses lèvres estoient fendues et grosses, et les pertuis estoient rouges et hysdeux a veoir ». Louis allait souvent visiter la maison qu'il avait fondée et à laquelle il témoignait un intérêt tout particulier. Il apprit l'infortune du pauvre moine et voulut lui apporter lui-même des paroles de consolation. On le conduisit à la cellule qu'occupait Ligier. Celui-ci, à ce moment, prenait son modeste repas. Le roi s'agenouilla devant le malade, prit le couteau qui était sur la table, se mit à couper les morceaux et les présenta un à un au lépreux; en même temps il réconfortait le pauvre homme. « Li disoit qu'il souffrist en bonne patience cele maladie; que c'estoit son purgatoire en cest monde et que il valoit miex qu'il souffrist cele maladie ici que il souffrist autre chose el siecle a venir ». Et saint Louis conserva l'habitude de visiter et de servir le frère Ligier chaque fois qu'il venait à Royaumont. — « Allons voir notre malade », disait-il en mettant pied à terre dans la cour de l'abbaye.

Néanmoins, presque toutes les personnes atteintes de la lèpre furent peu à peu concentrées dans les maladreries. Elles y menaient une existence à peu près analogue à celles de beaucoup de communautés religieuses. Ces établissements eurent souvent un caractère municipal; mais ils furent partout, à l'origine surtout, placés sous l'autorité des évêques, qui ont été, dans toutes nos provinces, les fondateurs de la plupart des maisons hospitalières. Les léproseries étaient donc régies par des ordonnances épiscopales et par des coutumes dont on retrouve partout les traces. On connaît, dans les provinces au nord de la Loire surtout, un certain nombre de statuts concernant les lépreux et remontant pour la plupart aux XIIe et XIIIe siècles. L'attention de l'Eglise avait été appelée tout spécialement par les désordres dont les maladreries étaient le théâtre dès cette époque, et qui paraissent, au témoignage de nombreux documents, avoir été assez communs dans les établissements hospitaliers d'autrefois. On ne pouvait avoir partout des maladreries distinctes pour les hommes et pour les femmes, et la présence simultanée, dans le même établissement, de malades des deux sexes était souvent l'occasion de scandales. Dans presque toutes les léproseries, néanmoins, les hommes occupaient ou un bâtiment spécial ou une portion des constructions séparée du local affecté aux femmes : ils vivaient, comme nous l'avons dit plus haut, en communauté, sous une règle simple et comportant peu d'obligations. Les lépreuses, de leur côté, constituaient également une communauté ayant un caractère religieux et faisant des vœux analogues à ceux des ordres monastiques : chasteté, obéissance, pauvreté. Le malade qui contrevenait aux règlements de la maison, notamment en ce qui concernait la séparation des sexes, encourait certaines punitions, comme le jeûne au pain et à l'eau ou même le poison. Au surplus, il semble que de tout temps les malades aient pu se marier entre eux et qu'il y eut, dans les léproseries, des cellules ou des maisonnettes réservées à ces ménages.

Les statuts épiscopaux n'édictaient pas seulement des mesures propres à prévenir les actes d'immoralité ou d'insubordination; leurs prescriptions s'étendaient à tout ce qui avait trait au régime intérieur de la maison et aussi à la conduite des lépreux au dehors. La plupart de ces statuts constituaient, on l'a dit plus haut, une sorte de règle monastique. M. Bouvier, dont nous avons déjà eu occasion de citer le consciencieux ouvrage, mentionne une ordonnance de Guy de Noyers, archevêque de Sens, enjoignant aux lépreux d'observer le silence à table et au dortoir, leur interdisant de parcourir les rues et d'entrer dans les tavernes et autres lieux publics. Ces dernières prohibitions, du reste, se retrouvent à peu près partout. Les populations, en général, ne souffraient guère que les ladres se permissent de les enfreindre. A la porte d'un certain nombre d'églises du moyen âge, on montre encore le bénitier des lépreux, témoignage subsistant d'un état de choses consacré par plusieurs siècles.

Les lépreux ont été souvent accusés de vices hideux et de crimes abominables. Des témoignages sérieux établissent que beaucoup se livraient à la débauche, et nous n'avons pas célé que les maladreries étaient le théâtre de graves désordres. Quant aux crimes, ils n'ont jamais été prouvés. Il est néanmoins vraisemblable que les lépreux n'étaient pas tous innocents des forfaits dont les chargeait l'opinion publique. Quelques faits réels ont pu se produire, dont l'imagination populaire s'est emparée pour les généraliser en les présentant sous les plus sombres couleurs.

La crainte qu'inspiraient aux populations ces misérables à l'aspect hideux, aux chairs rongées, à la voix rauque et comme étranglée, une instinctive répulsion qui, chez beaucoup de personnes, allait jusqu'à l'horreur, les habitudes de vagabondage des lépreux, le mystère qui entourait certains côtés de leur existence, les passions brutales qu'on leur attribuait, leurs allures louches justifiant dans une certaine mesure la suspicion, faisaient accueillir aisément, sur leur compte, les bruits les plus étranges, les rumeurs les plus absurdes. Au commencement du XIVe siècle, les imputations dont ces infortunés étaient l'objet prirent un caractère à la fois plus précis et plus dangereux. On les accusa d'avoir tramé un vaste complot pour faire périr tous les chrétiens par le poison. Ces bruits, évidemment absurdes si on les prenait à la lettre, se répandirent dans tout le royaume et semblent y avoir sans peine trouvé créance. Ils provoquèrent, dans le peuple, une véritable explosion de haine et de fureur contre les habitants des maladreries.

Les premières années du XIVe siècle, il ne faut pas l'oublier, semblent témoigner d'un état d'esprit passablement troublé. Cette période fut marquée en France par des événements extraordinaires, dont les causes n'ont jamais été parfaitement éclaircies ni les phases nettement déterminées, et qui, malgré la lumière jetée sur beaucoup de faits obscurs par l'érudition contemporaine, gardent dans quelque mesure, pour la postérité, un caractère presque mystérieux. Sans parler des scandales intimes qui éclatèrent dans la famille royale et déshonorèrent plusieurs de ses membres, des tragédies de cour dont on est loin d'avoir élucidé les détails, le procès des Templiers et l'affaire des lépreux demeurent des problèmes sur lesquels le dernier mot n'a certainement pas été dit.

L'opinion publique a toujours été une force. Même au moyen

âge on ne la bravait pas impunément. Dans plus d'une occasion, les princes essayèrent de la rendre favorable à leurs desseins et de s'appuyer sur elle. Philippe le Bel, qui se l'était aliénée par l'altération des monnaies, compta pourtant avec elle et tenta, dans diverses circonstances, d'en tirer parti au profit de sa politique. On sait notamment quels efforts il fit, au cours de sa lutte avec le Saint-Siège, pour obtenir une imposante manifestation de tous les corps, laïques et ecclésiastiques du royaume, en faveur de la convocation d'un concile œcuménique par lequel il rêvait de faire déposer Boniface VIII, son énergique adversaire.

Parfois l'opinion parlait si haut que les souverains jugèrent prudent de lui donner satisfaction, et plus on étudie les ordonnances rendues par la royauté contre les lépreux, plus il paraît évident que les barbares mesures adoptées à leur égard furent arrachées au prince par les exigences d'un puissant courant d'opinion, bien plus que dictées par la conviction de la culpabilité de ces malheureux.

Plusieurs chroniqueurs, parmi lesquels on peut citer le continuateur de notre Gérald de Frachet et Jean de Saint-Victor, racontent en termes identiques qu'un lépreux d'importance (1) aurait reçu d'un riche Juif une somme considérable pour engager tous les ladres du royaume dans une vaste conspiration. Ils devaient empoisonner toutes les fontaines et tous les puits, de telle sorte, disent les contemporains, que tous les chrétiens qui boiraient de ces eaux mourussent ou fussent atteints de la lèpre. Juifs et mezels rêvaient, non seulement de se venger par là des chrétiens, mais de conquérir la puissance et de gouverner l'Etat à leur tour. Et un contemporain, Pierre Cochon, traduit en ces termes une pensée que nous retrouvons chez plusieurs autres auteurs de son époque : « Les mesiax empoisonnerent les eauez affin que les genz sainz mourussent et que les mesiax fussent seigneurs du monde » (2).

Terrible était le poison employé et dont le Juif avait probablement donné la formule au lépreux avec lequel il s'était abouché. Celui-ci, épouvanté des conséquences du complot dont il avait été lui-même le principal organisateur et qui avait, on l'assurait du moins, reçu un commencement d'exécution, se décida à tout avouer. Interrogé sur la composition du poison dont on devait faire usage, il déclara qu'il y entrait du sang humain, de l'urine et trois herbes

(1) *Cujusdam magni leprosi.*

(2) *Historiens de France,* tome XXIII, p. 224.

qu'il ne sut ou ne voulut pas indiquer (1). La confession du coupable fut recueillie par le seigneur de Parthenay et adressée par celui-ci, sous son sceau, au roi Philippe V, qui se trouvait alors à Poitiers. Mais le bruit du forfait tramé par les hôtes des maladreries s'était déjà répandu partout, et le peuple ne voulait plus permettre aux lépreux d'approcher des fontaines (2). Sur plusieurs points, en Poitou et en Limousin notamment, les justices locales avaient déjà commencé des informations, obtenu des aveux et même fait exécuter les coupables. Mais dans beaucoup d'endroits, le peuple avait voulu se faire justice lui-même et, sans attendre la procédure des juges, trop lente à son gré, avait livré les infortunés lépreux aux flammes. Un chroniqueur normand assure que le nombre de ces malheureux envoyés au bûcher par les juges fut très inférieur à celui des lépreux que firent brûler les populations (3).

C'est dans ces circonstances que Philippe V rendit, le 21 juin 1321, une ordonnance dans laquelle, tenant pour établi le dessein abominable prêté aux lépreux (4) et qui avait pu être rêvé par quelques scélérats et quelques fous, il prescrivait de saisir tous les individus atteints de cette maladie qui se trouvaient dans le royaume, de les jeter en prison, d'informer contre eux et de faire périr par le feu tous ceux qui avoueraient leur crime ou seraient convaincus d'avoir trempé dans la conspiration. Le roi déclarait du reste que des arrestations avaient été opérées par son ordre, que plusieurs coupables avaient avoué leur crime et déjà expié ce forfait sur le bûcher (5).

C'est à tort, croyons-nous, qu'on attribua au Saint-Siège une part quelconque dans les informations et les poursuites. Malgré les indications données à cet égard par certaines chroniques (6),

(1) *Potiones fiebant de sanguine humano et urina et tribus herbis quas noluit aut nescivit nominare* (*Histor. de France*, t. XXI, p. 56 et 673).

(2) « Les sainz ne voulurent point que ilz puisasent de l'eaue en leurs puits ne en leurs fontaines (*Chronique de Rouen*, ap. *Histor. de France*, t. XXIII, p. 354).

(3) *Omnes leprosi, quasi per totum regnum, longe plus per populum quam per sæcularem locorum justitiam combusti sunt* (*Histor. de France*, t. XXIII, p. 349).

(4) *Cum universi leprosi... venenosis potionibus quas in aquis, fontibus, putheis et locis aliis projecerunt, christianos interficere conati fuerunt...* (Ordonnances, t. XI, 481).

(5) *Leprosos ipsos in regno nostro Francie capi fecerimus, quorum aliqui reatum suum confitentes, jam combusti sunt...*

(6) *Capti fuerunt omnes leprosi et a domino Papa condemnati, multique in diversis locis igne combusti, etc.* (*Chronique du monastère de Sainte-Catherine de Rouen*, dans les *Historiens de France*, t. XXIII, p. 409).

Jean XXII, qui occupait la chaire de Saint-Pierre, paraît être resté étranger à ces évènements.

L'émotion était grande partout. Heureusement pour eux, les hôtes des maladreries, quoique beaucoup de leurs maisons fussent bien dotées, ne possédaient pas les richesses des chevaliers du Temple, et leurs revenus pouvaient être revendiqués par des communautés ou des autorités locales. Aussi la persécution contre eux fut-elle de courte durée. Si un trop grand nombre de malheureux, dont la plupart étaient des victimes bien innocentes, périrent dans les flammes, beaucoup de mézels, même adultes, eurent la vie sauve. Après avoir subi une détention de quelques mois dans les prisons royales, ceux qui avaient échappé au bûcher furent renfermés ensemble, chaque sexe à part, dans un hôpital de leur lieu d'origine. On séquestra leurs biens et on laissa seulement affecté au service de ces maisons la portion des revenus des maladreries nécessaire pour subvenir aux frais de nourriture et autres dépenses de première nécessité des malades, ainsi qu'à l'entretien des frères et sœurs chargés de leur donner des soins (1). Fort étroite d'abord, cette captivité se relâcha peu à peu de sa rigueur, et presque partout les lépreux jouirent bientôt de la même liberté qu'avant la persécution.

Les événements de 1321 anéantirent une grande quantité d'œuvres intéressantes et d'établissements qui rendaient de réels services. Partout les officiers royaux avaient reçu l'ordre de se saisir des possessions des léproseries et de les administrer avec une scrupuleuse sollicitude ; mais ce n'était point chose aisée que cette mise sous séquestre et cette régie. Beaucoup de seigneurs locaux, d'évêques surtout, protestèrent auprès du roi et réussirent à conserver provisoirement sous leur main les biens des maladreries. A la faveur des tiraillements qui se produisirent et du désarroi qui s'ensuivit, beaucoup de revenus se perdirent ; les bâtiments ne furent pas entretenus ; les propriétés rurales furent abandonnées. Les léproseries, rétablies après la crise et remises en possession de la plus grande partie de leur patrimoine, ne purent de longtemps effacer les traces de la crise qu'elles venaient de subir. Malgré les efforts de l'autorité ecclésiastique, les désordres qui s'étaient produits dans les hôpitaux de lépreux dès leur création reparurent et s'aggravèrent. L'abandon où beaucoup de maladreries tombèrent pendant la période la plus sombre de la guerre de Cent Ans

(1) Mémoire de M. Duplès-Agier dans la *Bibliothèque de l'Ecole des chartes,* tome III, quatrième série, pages 265 et suivantes.

favorisa ces désordres, auxquels s'ajoutèrent des abus de toute sorte. Certaines maisons furent presque totalement dépouillées de leurs biens. Ailleurs, les lépreux, dont le nombre diminuait grâce à la séquestration au moins relative des personnes atteintes de ce mal et aussi à l'amélioration des conditions générales de l'hygiène, s'émancipèrent presque complètement et constituèrent de petites collectivités de mendiants privilégiés, très enclins à mésuser de leur privilège et à l'exploiter au mieux de leurs intérêts particuliers. Le mariage entre les ladres et les femmes saines dont on a, dès le moyen âge, un certain nombre d'exemples, et que l'Eglise n'avait point du reste prohibé d'une façon absolue, devint de plus en plus commun. La police des hôpitaux de lépreux, comme des autres établissements, laissait de plus en plus à désirer. L'influence du clergé diminuait et le pouvoir civil se substituait à l'autorité épiscopale en beaucoup de matières relatives à l'assistance. François Ier essaya de mettre ordre à une situation qui, depuis longtemps, n'avait fait qu'empirer. Il chargea, en 1543, le grand aumônier de France de prendre des mesures pour rétablir la régularité dans les léproseries et arrêter la dilapidation des biens. Cette ordonnance ne paraît pas avoir eu beaucoup d'efficacité. Les guerres religieuses du seizième siècle mirent le comble aux désordres qu'on avait voulu réprimer. Un édit d'Henri IV défendit, en 1606, le mariage des lépreux avec des femmes non atteintes de la maladie, et enjoignit aux ladres, dont les anciennes communautés s'étaient dissoutes dans nombre de localités et dont beaucoup menaient une existence de vagabondage et de débauche, de se retirer dans les maladreries les plus rapprochées de leur lieu d'origine. Ils continuaient à porter, pour être plus aisément reconnus, un signe apparent, le plus souvent un morceau d'étoffe de couleur éclatante, cousu sur l'épaule ou sur la poitrine (1). A plusieurs reprises, des ordonnances royales avaient rappelé aux mézeaux cette obligation ; Charles VI notamment avait renouvelé, en 1407, les prescriptions de ses prédécesseurs touchant les lépreux. Celle de la rouelle subsistait au dix-septième siècle, tout au moins dans nos contrées.

Les individus atteints de la maladie se faisaient rares ; les médecins le constatent et, dès le seizième siècle, Jean Vigo dit ne pouvoir citer qu'un seul cas certain de lèpre. Beaucoup de mendiants, qui n'en étaient nullement infectés, se prétendaient malades pour

(1) Les Juifs avaient été astreints au moyen âge à la même obligation et avaient longtemps porté sur l'épaule une « roue » ou pièce d'étoffe de forme ronde, de couleur jaune. La couleur de la *roue* des lépreux paraît avoir varié suivant les localités.

se faire admettre au nombre des pensionnaires d'une léproserie et jouir des immunités séculaires concédées à leurs hôtes. Une déclaration de 1612 ordonna que les soi-disant ladres seraient visités avant d'être admis dans un des hôpitaux spéciaux. Comme les rentes dues à ces établissement avaient cessé, dans certaines localités, d'être recouvrées, qu'ailleurs elles étaient détournées de leur emploi et gaspillées, le roi chargea le grand aumônier de France de réunir entre ses mains la gestion des biens de toutes les maladreries et de servir une pension aux lépreux. Ces mesures ne reçurent que partiellement leur exécution. En 1672, Louis XIV transféra, par un nouvel édit, à l'ordre de Notre-Dame du Mont-Carmel et de Saint-Lazare — (le mieux qualifié pour cette mission puisque l'ordre de Saint-Lazare, on l'a vu, avait été, à l'origine, exclusivement composé de chevaliers atteints de la lèpre) — l'administration des biens de toutes les léproseries, maladreries, commanderies, prieurés, hôpitaux existant dans le royaume, qui avaient dépendu soit de leur institut soit des « autres ordres hospitaliers, militaires, séculiers ou réguliers, éteints, supprimez et abolis de fait ou de droit »; l'édit concédait aussi aux chevaliers du Mont-Carmel et de Saint-Lazare « l'administration perpétuelle et irrévocable de toutes les maladeries, commanderies et léproseries, ensemble tous les hospitaux, hôtels-Dieu, maisons-Dieu, aumosneries, confréries, chapelles hospitalières et autres lieux pieux du royaume », possédés en titre de bénéfices et ou l'hospitalité se trouvait ou non éteinte ou n'était plus exercée suivant les conditions de leur fondation. Cet octroi était fait à l'Ordre, à la condition qu'il emploierait une partie de ses revenus à contribuer aux dépenses des hôpitaux des armées, à créer des commanderies dont le roi pourrait disposer en faveur d'anciens officiers ou soldats qui y trouveraient une retraite honorable. L'édit constatait qu'il n'y avait « presque plus de lépreux dans le royaume » et disposait que les pauvres qui seraient reconnus atteints de ce mal, seraient « logez tous dans un même lieu et entretenuz aux despens dudit ordre, suivant l'institution d'iceluy ».

De pareilles mesures devaient susciter d'innombrables procès. Dans la prévision des difficultés qu'allaient rencontrer les membres de l'ordre de Saint-Lazare pour la prise de possession des biens qui leur étaient ainsi dévolus, le roi créa une juridiction spéciale, la Chambre de l'Arsenal, pour connaître de toutes les causes se rapportant à l'exécution de l'édit.

Celui-ci souleva de toutes parts de vives protestations. La plupart des anciens patrons ou seigneurs, les autorités ecclésiastiques, les administrateurs des hôpitaux, les magistrats municipaux qui, dans un certain nombre de villes s'étaient arrogés, avec plus ou moins de titres, la gestion ou tout au moins la surveillance des maisons de ce genre, opposèrent aux prétentions de l'ordre de Saint-Lazare la plus vive résistance. Les lépreux ou soi-disant lépreux qui occupaient encore un certain nombre de maisons, réclamèrent contre des mesures qui portaient atteinte à leurs intérêts et menaçaient leur indépendance. D'interminables procès s'engagèrent. Plusieurs déclarations du roi, celle du 24 mars 1674 entr'autres, atténuèrent la portée de l'édit de 1672 : il fut expliqué que celui-ci ne s'appliquait pas aux léproseries unies aux hôpitaux généraux créés en 1662, non plus qu'aux hôtels-Dieu et « bureaux de pauvres » où des indigents malades ou des mendiants étaient reçus. Mais les difficultés ne se multiplièrent pas moins et la Chambre de l'Arsenal se trouva surchargée d'affaires embrouillées et souvent de minime importance. On constatait en même temps que les ressources produites par l'exécution de l'édit seraient loin de répondre à ce qu'on en avait attendu. Aussi le roi se décida-t-il, après vingt-et-un ans, à revenir sur les dispositions adoptées en 1672.

Un nouvel édit, du mois de mars 1693, reconnut que l'union ordonnée « n'apportait presque aucune utilité » aux militaires au profit desquels elle avait été opérée et « les engageoit à des procez inévitables » ; que l'extrême dissémination des biens et revenus des établissements visés par l'acte royal en rendait la surveillance et l'administration aussi coûteuse que difficile. En conséquence, le patrimoine des maisons et congrégations énoncées à l'édit de 1672 était « désuni » de l'ordre du Mont-Carmel et de Saint-Lazare. Il fut ordonné aux commandeurs et prieurs pourvus de ces bénéfices de les délaisser et de remettre les titres aux personnes chargées par les intendants de prendre provisoirement la régie de ces biens et les fonds, droits et revenus durent être affectés à quelques-uns des établissements hospitaliers en exercice ou tout au moins au soulagement des pauvres de la localité. Les dispositions de cet édit furent complétées par des déclarations et arrêts des 15 avril, 8 août, 24 août, 22 décembre de la même année 1693, et des instructions adressées aux intendants et aux évêques.

L'édit de 1693 fut précédé d'une déclaration du 15 avril de la même année constatant la disparition « presque entière et universelle » de la lèpre. Il ordonna que le patrimoine des maisons spéciales, établies pour recevoir les personnes atteintes de ce mal, et l'administration de ces hôpitaux seraient repris à l'ordre de Saint-Lazare, et que celles de ces maisons qui conservaient encore des revenus suffisants seraient érigées en hôpitaux ; les autres devaient être unis à des établissements hospitaliers auxquels passeraient leurs obligations avec leurs immeubles et redevances. C'est ce qui paraît avoir été exécuté presque partout. A la Révolution, il n'existait plus, semble-t-il, d'hôpitaux de lépreux dans le royaume. Toutefois, des colonies de mendiants patentés, point du tout atteints de la terrible maladie, bien portants en général et entourés d'une nombreuse famille, dont quelques-uns entretenaient soigneusement une affection le plus souvent bénigne, destinée à être invoquée comme un titre de propriété, occupaient encore un certain nombre d'anciennes maladreries.

I. — *La lèpre et les lépreux en Limousin avant 1321*

Nous ne connaissons pas de texte remontant au haut moyen âge où il soit fait mention de l'existence de lépreux dans notre province. A un document qui énumère les coutumes et les charges de l'aumônerie du célèbre monastère de Saint-Martial à Limoges, et qui paraît dater du commencement du XIe siècle, il est parlé d'un prélèvement de deux deniers opéré en faveur des lépreux, par le titulaire de l'aumônerie, sur la somme reçue par lui chaque samedi du chévecier et provenant sans doute du produit des offrandes recueillies au sépulcre de l'apôtre d'Aquitaine (1). Un texte assez curieux du cartulaire du prieuré d'Aureil rapporte qu'en 1092, trois ans avant la prédication de la première croisade, un seigneur du pays, Bernard de la Brugère, atteint de la lèpre, fit construire un oratoire qu'il dédia à la Vierge et concéda aux moines d'Aureil (2).

Dans notre pays comme dans le reste de la France, l'affreux mal, rare jusqu'au début du XIIe siècle, apparaît plus commun à partir de cette époque. C'est alors qu'on vit, au témoignage du prieur de Vigeois, s'établir les premiers hôpitaux et que se formèrent les premières communautés de lépreux (3). Les personnes affligées de ce mal durent être aussi nombreuses en Limousin qu'en Bourgogne et dans l'Ile-de-France; car il se fonda des léproseries dans presque toutes nos petites villes et même dans quelques bourgs. Les infortunés à qui Dieu envoya cette cruelle épreuve se retirèrent

(1) *Quorum duos* (sic) *denarios* (sic) *imputabantur leprosis.* (A. Leroux, E. Molinier et A. Thomas : *Documents historiques concernant la Marche et le Limousin.* — Limoges, Ve Ducourtieux, 1883-85, 2 vol. in-8°, tome II, p. 18.)

(2) *Bernardus de Brugera... Dominus dedit ei infirmitatem lepre.* (Voir le *Cartal d'Aureil,* édité par M. de Senneville dans le *Bull. Soc. arch. du Limousin,* XLVIII, p. 166.)

(3) Dans Labbe, *Scriptores,* II, 297.

dans les établissements spéciaux créés pour les recevoir et auxquels les fondateurs constituèrent de petites dotations. Ce patrimoine, les aumônes des fidèles furent chargées de le compléter. Dans le diocèse, ils n'y faillirent pas plus qu'ailleurs.

On possède peu de documents relatifs à la création des léproseries de notre pays. Nous savons qu'à son retour de la première croisade, Raimond Ier, vicomte de Turenne, établit à Nazareth (près Noailles), une petite maladrerie avec un hospice pour les pèlerins. On voit plus tard le vicomte de Limoges se donner pour le fondateur de la Maison-Dieu de cette ville, à l'origine de laquelle il semble à vrai dire être resté à peu près étranger. Des documents d'archives attestent les libéralités de divers chevaliers, de divers bourgeois en faveur des asiles de lépreux. Les seigneurs, en somme, paraissent en Limousin, comme dans bien d'autres provinces du royaume, s'être montrés généreux pour ces hôpitaux ; mais aucun témoignage ne nous les montre s'occupant avec une sollicitude, avec un dévouement particulièrement affectueux, des pauvres malades, à l'exemple de certains pieux chevaliers d'autres provinces, et méritant cet éloge, si éloquent dans sa naïveté, qu'une charte de 1276, relative à une léproserie du diocèse de Laon, fait d'un seigneur de Cossé : « Il a été le pain et la provende de la maison. »

Nous ne saurions donner ici le relevé complet des léproseries qui furent établies dans le diocèse de Limoges. On ne le connaît que d'une façon fort incomplète. Nous ne possédons, de ces établissements, aucune liste qui remonte au moyen âge, et nous savons d'autre part qu'un certain nombre disparurent au cours de la guerre de Cent Ans. Ce qu'on peut dire avec certitude, c'est que presque tous les hôpitaux dépendant, au XVIIe siècle, de l'ordre de Saint-Lazare et les petites maisons rattachées à ces hôpitaux avaient autrefois reçu des ladres. On trouve (à la liasse n° 4847 de la série S, aux Archives nationales) l'énumération de ces maladreries avec l'évaluation, pour chacune d'elles, du revenu dont elle était encore en possession à cette époque. Nous reproduisons ici ce relevé :

La commanderie du Saint-Esprit de Confolens (revenu : 35 livres).
La maladrerie de Confolens (même revenu).
Celle de Saint-Jacques d'Aixe (revenu : 5 livres).
Autre maladrerie à Aixe (revenu : 15 livres).
La maladrerie de Saint-Junien (revenu : 40 livres).
Celle de Saint-Léonard (revenu : 5 livres).
L'hôpital de Magnac (revenu : 12 livres).
La maladrerie de Chalus (revenu : 20 livres).

La maladrerie de La Magdelaine de la ville de Limoges (revenu : 150 livres).

L'évaluation du revenu nous paraît, ici, fort inférieure à la réalité.

Plusieurs de ces maisons avaient été déjà réunies à des établissements hospitaliers de la localité et des difficultés restaient à résoudre entre le grand-maître de Saint-Lazare et les évêques, villes et communautés. Les maladreries qui avaient été données à l'ordre et dont celui-ci avait pris possession lui furent retirées après l'édit de 1693 dont nous avons eu occasion de signaler plus haut la teneur. Une très petite partie seulement des archives de ces maisons nous a été conservée.

La liste que nous fournit la liasse S, 4847 (1), précieuse du reste à plus d'un titre et à laquelle nous aurons souvent à recourir pour cette étude, est loin, on le pense bien, de comprendre toutes les léproseries du diocèse. Le nombre de ces établissements avait été, on n'en peut douter, considérable aux XIIe et XIIIe siècles, et divers documents nous renseignent avec plus ou moins de précision sur le compte de plusieurs d'entre eux. Mais sur la plupart, nous ne savons à peu près rien. Il serait pourtant d'un grand intérêt de posséder, avec un relevé complet des maisons de lépreux, un aperçu de leurs ressources, de leur organisation, des relations qui existaient entre elles. D'une seule, la Maison-Dieu de Limoges, il nous a été conservé des archives d'une certaine importance (2).

Le grand Pouillé historique du diocèse, dit *Pouillé rayé*, que nous devons à l'abbé Nadaud, curé de Teyjac, mort en 1775, et dont M. le chanoine Lecler vient de donner une édition complète (3), ne mentionne pas moins de quarante et un établissements

(1) Cette liasse, outre les états d'anciennes maisons hospitalières et une procédure volumineuse relative à la léproserie de la Maison-Dieu de Limoges, comprend des documents relatifs à l'hôpital de Baudac, près Malemort, remis en 1676 aux chevaliers du Mont-Carmel et de Saint-Lazare, — à la maladrerie de La Vinadière, aux hôpitaux de Saint-Priest-sous-Aixe, d'Uzerche et au prieuré de Saint-Gérald de Limoges. En ce qui concerne la Maison-Dieu, ces documents sont très heureusement complétés par ceux du fonds de cet établissement, inventoriés en 1887 par M. A. Leroux (série H suppl.).

(2) Voy. la note précédente.

(3) Tome LIII du *Bulletin de la Société archéologique et historique du Limousin.*

hospitaliers, qualifiés de « léproserie » ou de « maladrerie » (1), dans l'étendue de l'ancien diocèse de Limoges. Nous en donnons la liste, en y ajoutant, précédés d'une astérisque, sept maladreries qui n'y figurent pas ou n'y sont pas données pour telles, et dont l'existence nous est connue par ailleurs :

1. LIMOGES : *Notre-Dame des Arènes*, léproserie vers 1200. — 2. *Montjauvy*, léproserie vers 1200. — 3* *Saint-Jacques du Masblanc*, léproserie en 1212. — 4. *La Maison-Dieu*, léproserie en 1224. (Nous verrons plus loin qu'elle a été fondée vers 1160). Devait une pension à la commanderie de Saint-Lazare de Périgueux. — 5* AIXE (chef-lieu de canton de l'arrondissement de Limoges, Haute-Vienne) : *infirmerie ou malatie de Sainte-Madelaine*, 1492 ; église des lépreux, 1260. — 6. *Maladrerie de Saint-Jacques*, chargée de 5 livres de rente à la commanderie de Périgueux (2). — 7* AMBAZAC (chef-lieu de canton, arrondissement de Limoges, Haute-Vienne) : *maladrerie* de fondation royale, d'après les pouillés généraux, et pourvue par le grand aumônier. — 8. ANZÈME (commune du canton de Saint-Vaury, arrondissement de Guéret) : *maladrerie* de fondation royale, pourvue

(1) Nous ne comprenons pas, dans ce relevé, les hôpitaux simplement qualifiés de « maison-Dieu », « infirmerie », « malatie », quand, des indications du *Pouillé,* il ne résulte pas qu'ils ont servi d'asiles à des lépreux.

(2) Il semble (à moins qu'il ne se soit glissé dans le *Pouillé* et dans certains documents qui nous ont passé par les mains de très grosses erreurs), que sur l'ancien territoire dépendant du prieuré de Tarn, il n'ait pas existé moins de trois maladreries : celle qui est appelé « infirmerie de Sainte-Madelaine » au XVe siècle et à laquelle Nadaud, peut-être sans raison sérieuse, rapporte la mention « église des lépreux », relevée par lui à un acte de 1260 ; la « maladrerie de Saint-Jacques-le-Majeur, dont la chapelle fut interdite en 1741 (une des deux devait avoir été unie au prieuré de la Maison-Dieu et aumônerie de la ville d'Aixe qui avait un recteur dès 1250, et dépendait de l'abbé de Saint-Martial, mais payait une pension de 15 livres à la commanderie de Périgueux). La troisième, dite *des Chambourets,* en 1634, payait 5 livres au commandeur de Périgueux. Cette dernière est certainement la « maladrerie de Chambouret, paroisse de Fars, en Limousin », mentionnée par M. Roger Drouault dans la brochure signalée plus bas. Toutefois, on ne peut pas ne pas être frappé d'une particularité qui semble de nature à faire croire à une confusion de la part de l'auteur du *Pouillé.* La maladrerie des Chambourets est sous l'invocation de sainte Madelaine et de saint Jacques. Or, nous avons vu que sainte Madelaine était donnée par Nadaud comme la patronne de la première des maladreries ci-dessus mentionnées, et saint Jacques le Majeur comme le patron de la seconde.

par le grand aumônier. — 9. AUBUSSON (chef-lieu d'arrondissement), *maladrerie* de fondation royale, pourvue par le grand aumônier. — 10. BEAUNE (commune du canton d'Ambazac, près Limoges) : *maladrerie* de fondation royale, à la nomination du grand aumônier, peut-être à La Mazelle originairement. — 11. BÉNÉVENT (chef-lieu de canton, arrondissement de Bourganeuf) : *maladrerie* de fondation royale, pourvue par le grand aumônier. — 12. BONNEFONT (commune du canton de Bugeat, arrondissement d'Ussel) : *maladrerie* en 1406. — 13. BRIVE (chef-lieu d'arrondissement) : *maladrerie* sous l'invocation de *Notre-Dame Majeure* ou *la Grande*. L'évêque et les consuls y pourvurent comme co-seigneurs. — 14*. BRIVEZAC (commune du canton de Beaulieu, arrondissement de Brive) : *maladrerie* de fondation royale, p. Grand Aumônier. — 15. CHALUS (chef-lieu de canton, arrondissement de Saint-Yrieix) : *maison-Dieu* ou hôpital, 1292, 1407, 1459, dite léproserie ou malatie, 1539, 1549, pension de 40 livres à la commanderie de Périgueux. — 16. CHAMPSAC (commune du canton d'Oradour-sur-Vayres, arrondissement de Rochechouart) : *infirmerie des lépreux*, 1274. — 17*. CHASSENON (commune du canton de Chabanais, arrondissement de Confolens). — 18. CHATEAUPONSAC (chef-lieu de canton, arrondissement de Bellac), *maladrerie* de fondation royale, 1648 ; p. Grand Aumônier. — 19. COMBRAILLE (commune de Viersat, canton de Chambon, arrondissement de Boussac) : *maladrerie* de fondation royale, p. Grand Aumônier. -- 20*. CONFOLENS (chef-lieu d'arrondissement) : *aumônerie* ou *préceptorerie du Saint-Esprit* : 1542, 1490 ; revenu : 60 livres, 10 livres de pension à la commanderie de Périgueux. — 21. FEIX, *maladrerie* 1595 (1). — 22. LE DORAT (chef-lieu de canton, arrondissement de Bellac) : *la Maison-Dieu*, 1513 ; *maladrerie* de fondation royale, p. Grand Aumônier. — 23. LA JONCHÈRE (commune du canton de Laurière, arrondissement de Limoges) : *maladrerie*, 1510 ; prieuré ou aumônerie sous l'invocation de la Sainte-Vierge, auquel l'évêque aurait pourvu dès 1371. — 23. LE LONZAC (commune du canton de Treignac, arrondissement de Tulle) : *maladrerie* de fondation royale, p. Grand Aumônier. – 24. LUBERSAC (chef-lieu de canton, arrondissement de Brive) : *maladrerie* de fondation royale, 1673, p. Grand Aumônier. — 25. LUSSAC-LES-EGLISES (commune du canton de Saint-Sulpice-les-Feuilles, arrondissement de Bellac) : *maladrerie*, sur les hôtes de laquelle un excellent mémoire de M. Roger-Drouault fournit les plus curieux

(1) Voir Alfred LEROUX, Introduction à l'*Inventaire des Archives de la Haute-Vienne*. Limoges, D. Gély, 1884-87, p. XXXVII.

renseignements (*Comment finirent les lépreux*, extrait du *Bulletin historique et philologique*. Imprimerie Nationale, 1903). — 26. MANOC (commune du canton nord et arrondissement de Confolens) : *maladrerie* ruinée, 1465. — 27. MAGNAC-LAVAL (chef-lieu de canton, arrondissement de Bellac) : *maladrerie* de fondation royale, p. Grand Aumônier ; probablement celle unie à un autre hôpital en 1695 (1). Pension de 12 livres au commandeur de Périgueux. — 28. MEYMAC (chef-lieu de canton, arrondissement d'Ussel) : *maladrerie de Saint-Roch*, chapelle agrandie en 1633. — 29. LA MEYZE (commune du canton de Nexon, arrondissement de Saint-Yrieix) : *maladrerie* de fondation royale, p. Grand Aumônier. — 30. NAZARETH (partagé entre les communes de Jugeals, canton de Brive, et de Turenne, canton de Meyssac, arrondissement de Brive) : léproserie fondée par Raymond I de Turenne ; prieuré sous le patronage de la Nativité de la Vierge et de Sainte-Madeleine, passait pour une des premières léproseries établies dans le pays. L'abbé de Souillac y pourvoyait. — 31. NONTRON (chef-lieu d'arrondissement) : *maladrerie*, 1488, sous l'invocation de Sainte-Madeleine. Permission de démolir la chapelle en 1744. — 32. ORADOUR-SUR-GLANE (commune du canton de Saint-Junien, arrondissement de Rochechouart) : *maladrerie de La Fauvette*, 1513, 1585, dont le chapitre de Saint-Junien a les rentes. Il est probable que cette maison est la même que le prieuré, préceptorerie ou aumônerie, d'une certaine importance, du même nom, puisqu'il était taxé à 385 livres de décimes ; sous l'invocation de saint Marc et sainte Catherine. Le prieur de la Maison-Dieu de Montmorillon y pourvoyait. — 33*. PIERREBUFFIÈRE (chef-lieu de canton, arrondissement de Limoges) : *La Malatie*, qui avait un cimetière en 1595 ; paraît avoir été une léproserie (2). — 34. LA PORCHERIE (commune du canton de Saint-Germain-les-Belles, arrondissement de Saint-Yrieix) : *maladrerie* de fondation royale, p. Grand Aumônier. — 35. BOUSSINES (commune du canton de Montembœuf, arrondissement de Confolens) : *aumônerie* ou *maladrerie?* L'évêque en était patron. — 36. SAINT-CHAMANT (commune du canton d'Argentat, arrondissement de Tulle) : *léproserie* en 1313. — 37. SAINT-JEAN-LIGOURE (commune du canton de Pierrebuffière, arrondissement de Limoges) : *maladrerie* avec cimetière, 1574. — 38. SAINT-JUNIEN (chef-lieu de canton, arron-

(1) Voir A. Leroux, *L'hôpital de Magnac-Laval*, dans le *Bull. Soc. arch.*, XXVIII, p. 156.

(2) M. Alfred Leroux la mentionne comme maladrerie, au relevé d'hôpitaux qu'il donne à l'introduction de l'*Inventaire des Archives hospitalières de la Haute-Vienne*, déjà cité.

dissement de Rochechouart) : *maladrerie des lépreux,* 1350. L'évêque permit, en 1497, d'y construire une chapelle pour que les malades puissent recevoir les sacrements de la main de leur propre aumônier. La maison ou plutôt la chapelle était sous l'invocation de sainte Elisabeth et devait 20 livres de pension à la commanderie de Périgueux. En 1506, un damoiseau, nommé Léonard Sarrazi, pourvut à trois places. — 39. SAINT-LAURENT-SUR-GORRE (chef-lieu de canton, arrondissement de Rochechouart) : *infirmerie de lépreux* en 1340; probablement la même que la « malatie », où, dans son testament, daté de 1316, Simon, vicomte de Rochechouart, ordonna de bâtir une chapelle dans le cimetière. Sous l'invocation de saint Mathurin. Unie à l'hôpital général de Limoges. — 40. SAINT-LÉONARD (chef-lieu de canton, arrondissement de Limoges) : *maladrerie des ladres blancz,* 1599; « maladrerie des lépreux », 1635, devait 5 livres à la commanderie de Périgueux. — 41. SAINT-ORADOUR-DE-CHIROUZE (commune du canton de La Courtine, arrondissement d'Aubusson) : *maladrerie* de fondation royale. Le Grand Aumônier pourvoyait. — 42. SAINT-PAUL-D'EYJEAUX (commune du canton de Pierrebuffière, arrondissement de Limoges) : *maladrerie* de fondation royale, p. Grand Aumônier. — 43. SAINT-SULPICE-LES-BOIS (commune du canton de Meymac, arrondissement d'Ussel) : *maladrerie,* 1560. — 44. SOLIGNAC (commune du canton sud et arrondissement de Limoges) : *léproserie.* — 45. TARN (commune et canton d'Aixe, arrondissement de Limoges) : *maladrerie de Chambourets,* chapelle sous l'invocation de saint Jacques et sainte Madeleine (1), démolie vers 1750. Elle avait été unie à l'ordre de Saint-Michel, mais payait 5 livres de pension à la commanderie de Saint-Lazare de Périgueux. — 46. TULLE : *léproserie* près Tulle, 1356. — 47*. UZERCHE (chef-lieu de canton, arrondissement de Tulle) : le *Pouillé* ne mentionne pas de maladrerie dans cette ville; mais le nombre considérable de lépreux qui existait en 1321 sur le territoire de la justice ne permet pas de douter que Uzerche en possédât. La léproserie de *Las Corsarias* (nous n'avons pu identifier ce nom) où on enferma, après les exécutions, les malades survivants ne pouvait pas être très éloignée de la ville. — 48*. LA VINADIÈRE (commune de Soudaine, canton de Treignac, arrondissement de Tulle) : l'existence d'une maladrerie est signalée, par une pièce de la liasse S 4847 des Archives nationales, dans cette localité, siège dès 1285 d'une commanderie de l'ordre du Saint-Sépulcre (chapelle sous le vocable de saint Jean).

(1) Voir plus haut ce qui est dit d'Aixe, nos 5 et 6.

Le roi, qui y pourvoyait au XVIe siècle, s'en démit en 1625 en faveur de l'ordre de Saint-Jean de Jérusalem.

Ainsi, le diocèse de Limoges ne possédait pas moins d'une cinquantaine de maisons de lépreux. Peut-être conviendrait-il d'ajouter à cette liste les nombreux prieurés et bénéfices qui relevaient de la Maison-Dieu de Montmorillon, une des léproseries les plus richement dotées du royaume et dont plusieurs figurent à des états de décimes dues par d'anciens hôpitaux du diocèse au commencement du seizième siècle. Citons Notre-Dame d'Angelard, près Compreignac ; Saint-Jean d'Aurivaux ou de Rivaux, près Fresselines ; Sainte-Madeleine de Bagnoux, près Fromental ; Saint-Cosme et Saint-Damien de Chasseneuil, près Rancon ; Saint-Jacques de Chiroux, près La Chapelle-Taillefer ; Saint-Vincent d'Hérue, près Saint-Léger-Magnazeix ; Sainte-Madelaine de La Plagne, près Tersannes ; Saint-Jean de Poulignac, près Nailhac ; Sainte-Madelaine de Verrines, près La Bussière-Saint-Georges ; Saint-Jean-du-Vieux Bost, près Droux. (La Fauvette, une autre dépendance de Montmorillon, expressément qualifiée léproserie, figure au relevé ci-dessus). Enfin, il y a quelque raison de croire que la Maison-Dieu de Saint-Priest-les-Ollières (Saint-Priest-Taurion), un des hôpitaux de Felletin, et plusieurs des commanderies, prieurés ou préceptories de l'ordre de Saint-Antoine de Viennois, de l'ordre du Temple et de celui de Saint-Jean de Jérusalem, ont reçu des lépreux, du moins à certaines époques.

Les personnes imbues de certains préjugés de l'éducation contemporaine doivent éprouver une véritable stupéfaction en reconnaissant le développement merveilleux qu'avaient pris au moyen-âge les œuvres hospitalières : en constatant, par exemple, que, dans le diocèse de Limoges, on comptait plus de cent cinquante maisons de secours : léproseries, malaties, infirmeries, aumôneries, hôpitaux de tout genre.

L'obligation imposée aux paroisses, dans certains pays, de fournir aux lépreux une maison et le mobilier nécessaire, existait elle en Limousin ? Nous ne saurions le dire. Les chrétiens avaient de toute évidence la conscience des devoirs qui leur incombaient vis-à-vis des malheureux sevrés par la maladie du commerce de leurs semblables. Mais les lois ecclésiastiques ou la coutume avaient-elles établi à cet égard des obligations précises ? On ne trouve rien qui y fasse allusion, soit dans les statuts synodaux, soit dans les autres documents que nous avons pu consulter. En tous cas, les traditions et habitudes de la contrée n'avaient certainement pas, comme les coutumes de Lille et du Hainaut, et celles de plusieurs provinces du nord-est, poussé la prévoyance jusqu'à déterminer exactement la composition du mobilier dont chaque lépreux devait être pourvu aux frais de la communauté des habitants. Il ne nous semble pas sans intérêt de donner ici l'énumération de ce mobilier, d'après le *Rituel* de Réginald, archevêque de Reims.

Le reclus devait recevoir, outre la jouissance d'une maison et d'un puits particulier, « un lit estoffé de couette, coussin et couverture, deux paires de draps, une hache, ung escrin fermant à clef, une selle, une lumiere, une poele, un aindier (alandier?), des escuelles à mangier, ung bassin, un pot a mectre cuire la chair, une tartarelle, souilliers, chausses, robe de camelin, une housse et un chaperon de camelin, deux paires de drapeaux, ung baril, un entonnoir, une courroie, ung coustel, une escuelle de bois » (1).

Les lépreux vivaient à part; mais, sauf au cours de certaines périodes où des mesures de rigueur presque générales furent prises à leur égard, ils ne furent, pas plus en Limousin qu'ailleurs, tenus dans un état complet et permanent de réclusion. Il semble qu'ils aient toujours, les moins malades, eu la faculté de sortir de leurs hôpitaux moyennant certaines précautions. A la fin du moyen âge, tout au moins, ils ne sont nullement considérés comme exclus pour toujours du monde et ne faisant plus partie de la société. Nous les voyons figurer parmi les bienfaiteurs de nos communautés et de nos confréries; ils testent et fondent des anniversaires (2); ils conservent aux XIVe et XVe siècles, la libre disposition de leurs biens personnels et jouissent de tous leurs droits civils. En 1306, les prêtres communalistes de Saint-Pierre-du-Queyroix réclament à un lépreux de la maladrerie de Saint-Jacques de Limoges, du nom de Barbarin ou Barbary, la moitié de la dîme d'une terre lui appartenant (3). Un acte de 1469 contient une donation faite par un malade de la Maison-Dieu de la même ville, Jean Davino ou Davineau, à un de ses cousins (4). Un lépreux du même établissement, Mayet Rigault, prête, en 1484, de l'argent à un cultivateur du Mas-Blanquet (5). En décembre 1517, Etienne Le Pelletier, lépreux de

(1) Cité par GUILLOUARD, *Etude sur la condition des lépreux*, etc.

(2) Nous en rapporterons plusieurs exemples, tirés notamment de la liève de la confrérie de La Courtine.

(3) *Dictum Barbari, leprosum de infirmaria sancti Jacobi* (Arch. Haute-Vienne, communauté de prêtres de Saint-Pierre, résidus divers).

(4) Arch. nationales, S 4847.

(5) *Die ultima mensis julii, anno Domini millesimo CCCCmo, octuagesimo quarto, Mathelinus Guilhot, agricultor loci deu Masblanquet, parrochie sancti Jacobi... recognovit debere bene et legitime Mayeto Rigault, leproso Domus Dei Lemovicensis, presenti, quinquaginta quinque*

la Maison-Dieu, consent une subrogation à un boucher d'Aixe (1). M. Drouault cite plusieurs exemples d'actes de ce genre souscrits par les ladres de Lussac-les-Eglises et montre même ces derniers désignés comme collecteurs en 1747, 1752, 1765 par leur voisins (2).

On voit par ce qui précède que la condition des hôtes des maladreries, dans notre pays, ne ressemblait en rien à celle faite à ces malheureux par les coutumes ou la législation de certaines provinces, de certaines localités, de Clermont-en-Beauvoisis, par exemple, où, on l'a vu plus haut, ils étaient frappés de mort civile absolue.

Beaucoup de lépreux, parmi ceux atteints de la maladie blanche surtout, et qui n'avaient pas éprouvé de mutilation grave, exerçaient une profession manuelle et ajoutaient le produit de leur travail aux ressources que leur assuraient leur infirmité et leur qualité de pensionnaires d'un hôpital spécial. Beaucoup sont tisserands; quelques-uns vanniers, cordonniers ou tailleurs d'habits. Il est question dans plusieurs actes des XIVe et XVe siècles, de ces lépreux artisans, et les personnes qui font des legs aux malades des léproseries stipulent parfois que ceux exerçant un métier n'auront point de part à leurs libéralités. Nous trouvons notamment cette clause expresse dans le testament d'un ecclésiastique de Limoges, Pierre de Saint-Paul (3). L'acte est daté de 1303.

Il faut toutefois noter que les individus affligés de la lèpre ont toujours été exclus du ministère sacerdotal. Les statuts synodaux du diocèse interdisent de les admettre aux ordres sacrés et disposent que, si un prêtre contracte cette maladie, il doit sur le champ cesser la célébration du saint sacrifice et en référer à son évêque, qui avisera (4). Il est vraisemblable que les ecclésiastiques se trouvant dans ce cas étaient placés dans une maladrerie, où ils pouvaient donner une aide utile aux prêtres attachés à l'établissement.

solidos monete nunc currentis eidem Mayeto debitos causa et racione et ex resto majoris summe sibi debito, etc. (Archives Haute-Vienne, Notaires, n° 5354 prov., fol. 310 v°).

(1) *Stephanus Le Pelletier* (Hôpital, III, B 8).

(2) *Comment finirent les lépreux,* p. 10, ouvr. déjà cité.

(3) *Lego cuilibet leproso castri et civitatis Lemovicensis duos denarios, exceptis artificibus* (Arch. Hôpital Saint-Gérald, divers).

(4) *Non presumant... patientes lepram venire ad ordines sacros. — Si quis presbiter fuerit... leprosus, ulterius non celebret episcopo inconsulto, qui ei, ut melius erit, providebit.* Statuts de Philippe de Montmorency, 1519 (LEROUX, MOLINIER et THOMAS, *Documents*, t. I, p. 315, 316).

L'Eglise, nous l'avons dit, s'occupait des lépreux avec une sollicitude toute particulière. Elle travaillait à leur procurer l'assistance matérielle aussi large que possible ; mais elle s'efforçait surtout de les moraliser et de les consoler. Elle leur recommandait la patience et la résignation et cherchait à leur faire envisager tout le mérite de leur sacrifice, s'ils acceptaient, dans des sentiments chrétiens, l'épreuve que Dieu leur avait imposée. Ces pensées, que saint Louis suggérait au pauvre frère Ligier, si cruellement éprouvé, nous les trouvons exprimées dans beaucoup de documents ayant trait aux maladreries et à leurs habitants, en particulier dans les lettres d'admission des malades aux léproseries.

Peut-être dans la période durant laquelle la maladie avait pris un soudain et redoutable développement, les personnes atteintes de la lèpre s'étaient-elles vues soumises à une séquestration complète, à un véritable emprisonnement, et leur séparation d'avec le reste de la société avait-elle été en Limousin accompagnée du lugubre cérémonial consacré dans beaucoup de provinces. Nous n'en avons pas la preuve certaine ; mais il n'est pas invraisemblable que les usages que nous trouvons établis dans plusieurs diocèses voisins, ceux de Clermont-Ferrand et de Saint-Flour, par exemple, aient été en vigueur dans le diocèse de Limoges. Dans les rituels de l'église de Clermont, de celles de Reims, de Chartres, de Bayeux, etc., les cérémonies et les formules de prières concernant les lépreux, sont à peu près les mêmes. C'est à l'autorité diocésaine qu'il appartenait de prononcer la « séparation ». Les rites religieux que comportait l'exécution de cet arrêt étaient analogues à ceux des obsèques. Après l'épreuve, c'est-à-dire la constatation des signes principaux et caractéristiques de la maladie sur le corps de l'intéressé, le juge ecclésiastique, l'official rendait une sentence par laquelle il déclarait que la personne suspecte ayant été reconnue atteinte de la lèpre, serait sequestrée de la société des autres hommes. Le clergé de la paroisse était avisé et chargé de présider à la séparation, aux conséquences matérielles et financières de laquelle les fabriciens, syndics et l'assemblée paroissiale avaient ensuite à pourvoir ; au jour fixé, il allait processionnellement, précédé de la croix, chercher l'infortuné à son domicile, faire en quelque sorte la levée du corps. Le lépreux était conduit à l'église au son des cloches tintant le glas, escorté de ses parents et de ses amis, qui une dernière fois lui faisaient cortège. Devant l'autel un drap mortuaire était tendu sur deux tréteaux. Le malade s'agenouillait soit en avant du poële, soit entre les tréteaux sous l'espèce de tente que formait le drap et entendait dévotement la messe (1). On célébrait l'office des morts et c'était à ses propres obsèques qu'assistait le malheureux. *Fient exequiæ super eum*, disent dans leur précision terrible les statuts de l'église de Toull (2). Puis le clergé accompagnait le lépreux à la maisonnette où il devait être renfermé ou à la maladrerie dont il allait devenir l'hôte. La croix et les prêtres précédaient le reclus. Arrivés à la triste demeure où celui-ci devait passer le reste de ses jours, le curé bénissait la maison, l'aspergeait d'eau bénite, puis adressait au lépreux une courte allocution dans laquelle il l'exhortait à la patience et à la résignation, l'engageait à accepter ses souffrances et son isolement pour le salut de son âme. Il ajoutait certaines recommandations qui n'étaient pas partout identiques, mais qui offraient certainement peu de variantes d'un diocèse à l'autre ; car le code d'hygiène et de police à l'usage des lépreux paraît avoir été presque partout le même. Nous donnons le texte de ces avis, d'après le rituel de l'église de Verdun, où tout le cérémonial que nous venons de rappeler était encore observé au XVIe siècle :

« Mon ami, je te défends que jamais tu n'entres en eglise ou moustier, en foyres, en molins, en marché, en en compagnie de gens.

» Je te defends que ne voises point hors de ta maison, sans ton habit de ladre, afin qu'on te connaisse, et que tu ne voises point deschaux.

» Je te defends que jamais tu ne laves tes mains ni autre chose d'entour toi en rivage ni en fontaine ni que tu boives ; et si tu veux de l'eau pour boire, puise en ton baril, en ton escuelle.

» Je te defends que tu ne touches a chose que tu marchandes ou achetes, jusqu'a tant qu'elle soit tienne.

» Je te defends que tu n'entres point en taverne. Si tu veux du

(1) En 1490, on trouve encore dans le *Manuel des curés* des diocèses de Clermont-Ferrand et de Saint-Flour le détail de ces cérémonies sous le titre expressif : *De modo separandi leprosos*. En voici quelques passages que le *Glossaire* de Du Cange reproduit au mot LEPROSI :

In ecclesia, ante altare, pannus niger, si habeatur, supponatur duobus tratellis disjunctis et juxta stet infirmus, genibus flexis, inter tretellos ; subtus ponitur, similitudinem mortui gerens, quamvis vivat corpore et spiritu, Deo donante... Et sic ibi devote missam debet audire, etc.

(2) Ces statuts indiquent notamment tous les détails de la cérémonie solennelle qui doit être célébrée pour la « séparation » d'un chanoine atteint de la lèpre. Une messe de *requiem* est chantée. Le chanoine y assiste en surplis. Il quitte l'église, porté sur un chariot devant lequel marche un clerc portant la croix, etc.

vin, soit que tu l'achetes ou qu'on te le donne, fais-le entonner en ton baril.

» Je te defends que tu ne habites a autre femme que la tienne.

» Je te defends que si tu vas par les chemins et que tu encontres aucune personne qui parle a toi et t'arraisonne, que tu te mettes au-dessous (*sic*) (1) du vent ».

Le prêtre jetait encore quelques gouttes d'eau bénite sur le lépreux et sur sa demeure ; puis le clergé s'éloignait, suivi de la foule, qu'avait profondément impressionnée la lugubre cérémonie. Le malheureux restait seul, comme un naufragé dans une île déserte. L'affreuse « séparation » commençait.

Il est impossible de n'être pas frappé de la complète analogie des cérémonies que nous venons de rappeler avec celles usitées à Limoges aux XVIe et XVIIe siècles pour l'installation de la recluse des Arênes, sorte d'*orante* officielle, de victime volontaire ayant accepté, sollicité même du Consulat la mission ou pour mieux parler, la fonction d'appeler, par ses prières et ses sacrifices, les bénédictions de Dieu sur la ville, et investie de certains privilèges, dotée de certaines redevances par les magistrats municipaux. C'est la même pensée qui domine les rites des deux cérémonies, c'est le même appareil funèbre et les mêmes prières liturgiques. Le prêtre va prendre à son domicile la recluse comme le lépreux. Vêtus l'un et l'autre d'habillements de deuil, tantôt noirs, tantôt blancs, ils suivent l'ecclésiastique à l'église, accompagnés de leur famille, de leurs voisins et de la foule des fidèles, Les Consuls, en robes et en chaperons rouges, précédés des capitaines et valets de la maison commune, marchent auprès de la recluse et assistent à la cérémonie. La messe des morts est célébrée. L'acteur principal du drame, recluse ou lépreux, l'entend, placé sous le poële mortuaire et prosterné au devant du chœur à l'endroit même où on pose les cercueils pour les bénir. Puis le cortège funèbre se reforme pour conduire le reclus forcé ou volontaire, à l'abri qui sera sa dernière demeure en ce monde. Le prêtre adresse aux deux morts vivants des exhortations semblables et jette sur eux et leur maison de l'eau bénite comme on en jette sur un cercueil.

On peut se demander si la recluse qui occupait aux XIVe et XVe siècles une cellule ménagée dans les ruines de l'ancien amphithéâtre, n'avait pas remplacé un lépreux ou une lépreuse,

(1) Le sens est bien clair : le lépreux ne doit pas se placer « au-dessus du vent », c'est-à-dire de façon à ce que son interlocuteur soit sous le vent, par rapport au mezel.

surtout si on considère que l'ermitage existant à Montjauvy et qu'habitait dans les mêmes conditions un autre reclus volontaire avait été, à l'origine, une maladrerie, s'il faut en croire l'auteur du *Pouillé* du diocèse, auquel nous avons eu déjà plus d'une fois recours. On trouve mention, vers 1180, d'une maison de malades ou d'infirmes située dans le jardin de la cure de ce bourg, qu'avait rendu célèbre le miracle de la guérison des Ardents en 994, et cet établissement est, vingt ans plus tard, catégoriquement désigné sous la dénomination de léproserie (1).

Quant à l'existence d'une maison hospitalière auprès des ruines de l'amphithéâtre romain, elle est établie par de nombreux textes. Cette maison, placée sous le patronage de saint Jacques, paraît de fondation fort ancienne et les évêques avaient, d'après une information de 1760, pourvu aux dépenses de son établissement. Elle ne fut pas seulement, comme on l'a dit quelquefois, un hospice pour les pèlerins; car il est parlé, en 1239, du précepteur « des pauvres de l'hôpital des Arènes » (2). Elle porte, dès les premières années du XIIIe siècle, la dénomination d'hôpital (3). Erigée en prieuré, on ne sait à quelle époque, elle subsista jusqu'en 1761, date à laquelle son titre fut éteint, et ses revenus (200 livres, charges déduites) unis à l'évêché. L'immeuble avait été acquis, dès 1659, par les religieuses réformées de Sainte-Claire. L'aumônerie des Arênes figure, au XVIe siècle, sur un état d'anciens hôpitaux soumis aux décimes et dépendant de l'ordre de Saint-Lazare ou revendiqués par cet institut (4); ce qui tend à nous confirmer dans l'opinion que Saint-Jacques était le « résidu », suivant l'expression consacrée, d'une ancienne léproserie (5).

Nous ne sommes pas éloignés de croire qu'à une époque reculée une autre léproserie fut établie à Saint-Lazare, dans la banlieue de Limoges, probablement sur le bord de la petite rivière d'Auzette, qui déverse un peu plus bas ses eaux dans la Vienne, en aval de la ville. Nous ne connaissons aucun document de nos archives fournissant une preuve catégorique de l'existence de cette léproserie; et l'abbé Nadaud, dans son *Pouillé*, ne signale aucune note de nature à corroborer notre opinion. Mais il faut noter que la

(1) NADAUD, *Mémoires manuscrits*, à la Bibliothèque des Sulpiciens et *Pouillé rayé*, édition A. Lecler, p. 187.

(2) Arch. de l'hôpital, D 4, p. 233.

(3) LEGROS, *Essais historiques* sur la ville de Limoges.

(4) Arch. nationales, S 4847.

(5) Cf. l'*Invent. des Arch. dép*, (série G, n°s 42 et 43), que M. Louis Guibert n'a pu connaître [A. L].

chapelle de Saint-Lazare figure, comme le prieuré des Arènes, au relevé d'hôpitaux et anciens établissements d'assistance cité plus haut.

A partir des premières années du XIIIe siècle seulement, nous possédons des documents d'une certaine importance concernant les léproseries de Limoges. A cette époque, deux asiles de ce genre subsistent encore et sont ouverts aux malades, tous les deux sur la rive droite de la Vienne, au bord du même cours d'eau, le ruisseau d'Aigueperse, l'un situé au pied des murailles de l'abbaye de Saint-Augustin, sur le bord du très ancien chemin se dirigeant vers le Palais, Saint-Priest-Taurion et Saint-Léonard; l'autre, distant de quelques centaines de mètres seulement du premier et construit sur un carrefour fréquenté, non loin de l'abbaye de Saint-Martin, de l'église de Saint-Paul et des granges Poyllevé.

Le second de ces hôpitaux a toujours porté la dénomination de Maison-Dieu; le premier est connu sous le nom de maladrerie de Saint-Jacques du Masblanquet ou des Casseaux.

II. — *La persécution contre les lépreux dans la province. Décadence de nos léproseries.*

Nous avons raconté plus haut les persécutions dont les lépreux furent l'objet en France et dans plusieurs autres royaumes, au cours du XIVe siècle. On sait peu de chose des faits qui signalèrent en Limousin cette période agitée et assez mal connue de notre histoire. Il est possible néanmoins de se faire une idée, d'après les indications fournies par un petit nombre de documents, de ce qui se passa à cette époque sur quelques points au moins de notre province. On peut s'étonner, vu le caractère de ces événements et l'impression profonde qu'ils durent produire sur le public, d'en recueillir aussi peu d'échos. En vain nous avons cherché la trace des mesures prises spontanément par les évêques contre les lépreux. On sait qu'en 1010, Hilduin, qui occupait alors le siège de saint Martial, chassa les Juifs de son diocèse. Mais les usures qu'on avait alors à leur reprocher n'avaient aucun rapport avec les crimes dont on les accusa plus tard; en tout cas on ne voit pas que les lépreux aient été, en quoi que ce soit, mêlés à cette affaire. On imputa plus tard à ces derniers des forfaits exécrables. C'était une croyance fort répandue, et le curieux roman d'Amis et Amile en fait foi, que l'affreuse maladie pouvait être guérie par des bains de sang humain, et que le sang des enfants surtout avait une vertu merveilleuse. La chose se disait et s'écrivait couramment.

De là à accuser les personnes infectées de ce mal d'enlever des enfants pour les immoler, il n'y avait pas loin. Des rumeurs mystérieuses couraient donc à ce sujet; mais elles ne rencontraient pas créance partout. Sur quelques points seulement, à la suite de faits particuliers, ces bruits purent prendre consistance et soulevèrent le peuple contre les lépreux.

Ceux relatifs à un vaste complot pour l'empoisonnement des eaux furent plus aisément et plus universellement accueillis. L'imagination populaire vit partout les lépreux, qu'on rencontrait vagabondant et mendiant dans les campagnes, s'approcher en cachette des sources et des puits pour y jeter les drogues infernales qu'ils avaient préparées et qui devaient donner la mort à tous les « chrétiens ». Le continuateur de la chronique de notre Gérard de Frachet assure avoir examiné de ses propres yeux ce poison dans une petite localité du Poitou : une lépreuse passait par là ; craignant d'être prise, elle jeta un petit paquet qu'elle portait enveloppé dans un linge. Ce paquet fut aussitôt ramassé et montré à la justice. On y trouva la tête d'une couleuvre, les pieds d'un crapaud et quelque chose qui parut être des cheveux de femme, oints d'un liquide noir et infect (1).

On a vu à un des chapitres précédents, qu'à la suite de certaines révélations et sous la pression de l'opinion publique, deux ordonnances royales furent rendues à treize mois d'intervalle contre les lépreux.

Par la première, datée du 21 juin 1321, Philippe V rappelait qu'il avait prescrit l'arrestation de nombre de ces malheureux sous l'inculpation d'un abominable complot ; que plusieurs avaient fait des aveux et avaient déjà été livrés au supplice. Il prescrivait en conséquence de jeter en prison tous les lépreux qui se trouvaient dans le royaume, d'informer contre eux et de faire périr ceux qui confesseraient leur forfait ou seraient convaincus d'avoir participé à la conspiration. Les biens des maladreries durent être saisis par les officiers du roi et administrés provisoirement par eux.

Aux termes d'une nouvelle ordonnance, rendue par Charles le Bel, le 31 juillet 1322, les lépreux durent être renfermés « entre

(1) *Vallis, in Pictavia, oculis nostris conspeximus potiones : leprosa quædam, per villam transitum faciens, timens ne caperetur, quædam post se panniculum ligatum projecit qui statim ad justiciam est delatus. Et inventum est in panno caput colubris, pedes bufonis et capilli quasi mulieris, infecti quodam liquore nigerrimo et olente.* (Historiens de France, t. XXI, p. 56).

des murs » et il leur fut défendu, sous les peines les plus sévères, de sortir des maladreries.

Pour faire face aux dépenses auxquelles donna lieu l'exécution de cette mesure, on dut, en cas d'insuffisance des biens des léproseries, recourir à des quêtes (1).

Nous savons que le sénéchal du Poitou et du Limousin transmit dans notre province les ordres du roi (2), et ils y furent exécutés. Nous ignorons ce qui se passa à ce sujet entre les officiers royaux et les diverses autorités locales ecclésiastiques et laïques, qui prétendaient avoir des droits sur les maladreries et leur administration. Mais il n'est pas permis de douter que les lépreux de notre diocèse n'aient été incarcérés et un certain nombre d'entre eux envoyés au bûcher. Un passage du précieux registre de l'hôtel de ville de Cahors, communément désigné sous le nom de *Te igitur*, et d'où ont été extraits maints textes d'un haut intérêt pour l'histoire de la région du Centre et de celle du Midi, rapporte que, dans les diocèses de Toulouse, d'Albi, de Rodez, de Cahors, d'Agen, de Périgueux et de Limoges, tous les malheureux habitants des maladreries furent condamnés et montèrent au bûcher. On ne laissa la vie, au témoignage de l'auteur de ce manuscrit, qu'aux femmes enceintes et aux enfants dont l'âge criait l'innocence ; encore furent-ils retenus dans la plus étroite captivité (3). Ces barbares exécutions, qui eurent lieu au mois de mai et de juin 1321 (4), s'étendirent à d'autres provinces de la France.

Deux textes d'origine limousine, seulement, mentionnent ces mesures atroces. Le premier est une petite chronique de l'abbaye de Saint-Martial qui s'exprime avec une concision regrettable,

(1) Mémoire de M. Duplès-Agier, dans la *Bibliothèque de l'Ecole des chartes*, tome III, 4e série, p. 265 et suiv.

(2) *Littera continens transcriptum litterarum senescalli Pictavensis et Lemovicensis... Leprozos qui mandabantur per Regem includi.* (Arch. Haute-Vienne, Evêché, reg. *O Domina*, f° 43, 44).

(3) *Anno domini millesimo CCC° XXI°, in mense maii et junii, omnes leprosi diocesium Tholosanæ, Albiensis, Rutenensis, Cadurcensis, Agenensis, Petragoricensis, Lemovicensis et de pluribus aliis partibus regni Francie fuerunt ad comburendum et moriendum ignis incendio condemnati, quod... exsequta, exceptis paucis mulieribus prægnantibus et pueri qui non erant doli capaces.* (Fragment reproduit au tome II, pages 112 et 113 du *Bulletin* de la Société d'Etudes du Lot).

(4) On trouve ici la confirmation de ce qui a été dit plus haut (page 34) : la date donnée par le document cadurcin établit qu'une partie au moins de ces exécutions devancèrent l'ordonnance de Philippe V, qui n'est datée que du 21 juin.

mais en termes d'une terrible netteté, et sans ajouter un mot de commentaires.

« L'an 1321, écrit le religieux auteur de ces notes, les lépreux furent brûlés pour les crimes qu'on leur imputa » (1). Il ne paraît pas douteux que l'écrivain, dont le regard ne cherche pas à dépasser les limites d'un horizon assez étroit, a ici en vue les exécutions ordonnées dans le diocèse ; mais il ne nous apprend rien que nous ne sachions déjà par le registre municipal de Cahors. Il n'en est pas de même du second des documents auxquels nous venons de faire allusion. Celui-ci est autrement explicite et autrement sérieux. Nous voulons parler de la curieuse chronique de l'abbaye d'Uzerche, dont M. Georges de Manteyer a tout récemment donné des fragments dans les *Mélanges* publiés par les amis de M. Paul Fabre pour honorer la mémoire de ce jeune savant, prématurément enlevé aux études historiques (2). Ces fragments contiennent toute une page sur les faits qui se passèrent à Uzerche en 1321, et une page vraiment terrifiante. On remarquera que les condamnations au feu qu'elle signale sont antérieures à l'ordonnance de Philippe V. Notre province serait donc une des premières où le complot ourdi par les lépreux aurait été découvert et puni.

L'auteur de la chronique d'Uzerche ne se borne pas à signaler la conspiration des lépreux et à raconter le terrible châtiment dont elle fut suivie. Il cherche à expliquer comment les malheureux s'étaient laissé entraîner à concevoir un forfait aussi abominable que l'empoisonnement dont on les accusait, et nous apprend qu'en 1320, il avait été rendu des ordonnances enjoignant aux personnes atteintes de la lèpre de porter un signe apparent qui permit au peuple de les distinguer et de reconnaître leur présence dans les lieux publics. Elles devaient coudre à leur vêtement un morceau d'étoffe de lin. Nous avons parlé plus haut de cette prescription qui était ancienne déjà, dans certains diocèses au moins, et qu'on retrouve mentionnée à des actes du XVIIe siècle (3). Cette mesure

(1) « *Furent ars lous degièts per lous cas que lour furent soubre meys.* » DUPLÈS-AGIER, *Chroniques de l'abbaye de Saint-Martial,* p. 152.

(2) *Mélanges Paul Fabre :* études d'histoire du moyen âge. Paris, Alphonse Picard et fils, 1902, in-8°, pages 403 à 415.

(3) Un acte de vente, cité par M. R. Drouault, dans l'opuscule auquel nous avons eu déjà plusieurs fois l'occasion de recourir, et daté du 30 septembre 1614, rappelle que « tous les habitants du lieu de la maladrerie, à Lussac-les-Eglises, doivent porter sur eux une marque de drap bleu et y mettre les armes du seigneur du fief, sous peine d'amende contre ceux qui contreviendront » (p. 6).

fut-elle appliquée avec plus de rigueur qu'elle ne l'avait été jusqu'alors? Notre chroniqueur semble attribuer à l'exaspération qu'elle provoqua chez les lépreux leur projet d'empoisonner toutes les eaux (1). L'auteur du document édité par M. de Manteyer assure, à l'exemple de beaucoup d'autres historiens, qu'avant l'année 1321, les misérables tentèrent réellement de mettre à exécution ce dessein et que les coupables ou tout au moins quelques-uns d'entr'eux ayant fait des aveux, ils furent condamnés au bûcher. On ne peut douter que tous les lépreux des environs d'Uzerche n'aient été compris dans les poursuites intentées à cette occasion. On va voir qu'ils étaient alors en assez grand nombre. Notre chroniqueur nous donne, en effet, avec une sorte de complaisance, l'énumération des exécutions qui se succédèrent dans le ressort de la seule juridiction de l'abbaye — *in dominio nostro Usercensi;* — il mentionne, le mercredi 13 mai 1321, le supplice de trois lépreux et d'une femme qu'il désigne sous le nom de *major matrona* et où il faut peut-être voir l'intendante, la « dame » (2), la baylesse de la communauté lépreuse; le vendredi 15, onze hommes ou femmes sont livrés au bûcher; le mardi 19, sept; le jeudi 21, huit, « petits ou grands »; le jeudi 11 juin suivant, quinze hommes ou femmes. Parmi celles-ci, des mères avec des enfants au maillot qu'elles emportaient au bûcher, bien qu'ils n'eussent pas été condamnés à périr, et sur lesquels on les voyait s'étendre ensuite pour les préserver des flammes (3), le sentiment maternel reprenant le dessus.

(1) *Anno Domini M°CCC°XX°, reges et principes terre statuerunt quod omnes leprosi signum deferrent de panno lineo, ut inter omnes alios agnoscerentur; et inde introïvit tanta iniquitas in omnibus leprosis de regno quod inter se conspiraverunt et secrete ordinaverunt ut per eos omnes fontes et omnes aque de mundo venenarentur et toxicarentur*, etc. (*Mél. Paul Fabre*, p. 412.)

(2) Nous aurons occasion de relever plus loin la dénomination de *domina* donnée en Limousin à la ménagère de petits établissements hospitaliers, ou d'exploitations rurales dépendant de nos hôpitaux.

(3) *Est sciendum quod anno Domini M°CCC°XX primo, die mercurii in crastinum sanctorum Nerei et Achillei, tercio ydus maii in dominio nostro Usercensi, tres leprosi cum majori matrona cremati fuerunt. Item, sequenti die veneris, similiter undecim tam homines quam mulieres. Item, sequenti die martis, septem tam homines quam mulieres. Item, sequenti die jovis, octo tam homines quam mulieres, parvi et magni. Item, sequenti mense junio, die martis ante festum Corporis Xristi, eadem racione cremati fuerunt similiter quindecim tam homines quam mulieres; de quibus erant alique habentes infantulos in cunabulis, et,*

3

Enfin, on fit trève aux exécutions. Quarante-cinq lépreux avaient péri à Uzerche en moins d'un mois. Il en restait encore quinze vivants : des femmes enceintes et des enfants des deux sexes. Le 27, dernier jeudi du mois d'août 1321, ils furent renfermés dans la léproserie des Coursières, où ils devaient finir leurs jours avec du pain et de l'eau pour toute subsistance. En les y installant, on les marqua au cou avec un fer rouge, afin de pouvoir les reconnaître s'ils réussissaient à s'évader... Toutefois, un mois s'était à peine écoulé qu'on leur ouvrit les portes et qu'ils purent vaguer comme auparavant à leur fantaisie (1).

On ne s'explique guère comment, après les traitements barbares infligés aux habitants des maladreries, l'autorité se relâcha tout à coup de ses rigueurs et leur rendit la liberté dont ils jouissaient auparavant. Le chroniqueur attribue ce changement soudain de traitement à la coutume du pays, aux usages qui reprirent le dessus, après la crise; c'est ainsi du moins que nous croyons pouvoir traduire les mots *ratione testimonii terrarum*, dont il se sert.

La maladrerie des Coursières, où furent emprisonnés les lépreux survivants d'Uzerche et des environs, n'est, à notre connaissance, mentionnée par aucun autre texte.

Nous avons dit que nous savions peu de choses sur l'histoire de nos léproseries limousines. Beaucoup semblent n'avoir pas survécu, en tant que maladreries, aux événements de 1321. Celles de Châlus, Confolens, Lussac-les-Eglises, Aixe, Saint-Léonard et Saint-Junien et quelques autres subsistèrent toutefois, comme celles de Limoges. Les familles qui les occupaient encore au XVIe siècle jouissaient de divers privilèges, de l'exemption notamment de certains impôts et du droit de mendier dans tous les environs. Charles VIII et François Ier confirmèrent ces privilèges qui furent renouvelés par Henri IV, tout au moins en ce qui concerne les

ultra voluntatem domini, ipsos in ignem traebant et suptus se predicto, ponebant et de igne quantum poterant defendebant... (*Mél. Paul Fabre*, p. 412, 413.)

(1) *Item, sequenti mense augusto, eodem anno, die jovis ultima mensis predicti, sexto calendas mensis (septembris), quindecim tam mulieres pregnantes quam pueri, tam masculi quam femelle, qui remanserant, omnes clausi fuerunt in quadam domo leprosie de Las Corsarias, ut ibi perpetuo in pane et aqua finirent dies suos; et in introitu domus, omnes pariter fuerunt cum quadam clave ferventi faucibus sigillati : ut si quis ipsorum evaderet, inter alios nosceretur. Et infra mensem fuerunt resoluti, ratione testimonii terrarum, et hinc inde habierunt liberi prout antea* (p. 413).

maisons du Masblanquet près Limoges, de Lussac, d'Aixe et de Saint Léonard. On trouve bien peu de traces de l'existence des autres en dehors des relevés de bénéfices et des documents d'un caractère tout local. Quant à leur vie intérieure, elle est moins connue encore, s'il est possible, qu'au moyen âge.

On a vu au début de cette étude qu'en 1543 une ordonnance royale avait confié à la Grande Aumônerie la mission de remettre un peu d'ordre dans les maladreries, tant au point de vue de la discipline et des mœurs que de la gestion des biens. Nous n'avons pu constater, pour nos établissements du diocèse de Limoges, les effets de son action, du reste contrariée par diverses causes et bientôt annihilée par les guerres civiles. Un demi-siècle plus tard, les abus de toute nature étaient à leur comble. Au commencement du règne de Louis XIII, le Grand Aumônier reçut d'une nouvelle ordonnance un mandat plus précis et des pouvoirs plus étendus. Mais la concentration entre ses mains de la gestion de tous les biens des maladreries, que le roi avait prescrite, ne put s'opérer à cause des droits revendiqués sur ces établissements par les fondateurs, patrons et bienfaiteurs. Un certain nombre d'anciennes léproseries de la province, abandonnées pour la plupart, semble-t-il, purent cependant être comprises dans les mesures générales qui venaient d'être adoptées, ces maisons ayant été reconnues de fondation royale. Nous doutons fort qu'on eût trouvé des traces précises de cette origine pour la plupart d'entre elles. Peut-être l'absence de tout titre fut-il le principal argument invoqué à l'appui des prétentions de la Couronne. Peut-être aussi celle-ci réussit-elle à produire quelque ancien état de répartition de subsides, la liste par exemple des léproseries qui avaient eu part aux libéralités posthumes de Louis VIII, et les indications de ce document parurent-elles un titre suffisant pour faire attribuer la création même de l'hôpital au roi et remettre à la Grande Aumônerie, avec les droits de patronage et de provision au bénéfice, l'administration de ce qui restait des biens de l'établissement. Quoi qu'il en soit, constatons qu'aucun des seize ou dix-sept hôpitaux de ladres dits « de fondation royale », situés dans notre diocèse et qui figurent avec cette qualification aux Pouillés généraux des XVIIe et XVIIIe siècles, ne paraît avoir eu à aucune époque une grande importance. En tout cas, le patrimoine de ces maisons se trouvait-il alors réduit à fort peu de chose.

Les maladreries les mieux dotées de la province, celles de Limoges, de Saint-Junien, de Tarn (Aixe), de La Fauvette (Oradour-sur-Glane), de Nontron, de Brive, de Châlus, de Magnac-Laval, de Confolens, furent en somme soustraites, dans une certaine mesure, aux améliorations que l'autorité royale avait voulu introduire dans l'administration et le régime de ces établissements. Les abus auxquels on avait voulu remédier s'y perpétuèrent en s'aggravant de plus en plus.

L'ordre de Saint-Lazare possédait déjà quelques bénéfices dans le diocèse de Limoges; mais il n'y avait jamais eu de maison de quelque importance. Le transfert à cet ordre, en 1672, de la mission précédemment dévolue au Grand Aumônier, en ce qui concerne les léproseries, fut le point de départ de quantité de procès qu'il est impossible de suivre, car des uns nous possédons seulement des requêtes et des mémoires, sans connaître la solution du litige, et des autres, il nous a été conservé les arrêts, mais sans les éléments de la procédure. Il serait du reste fastidieux d'entrer dans le détail de ces contestations dont l'objet est en dehors du cadre de notre monographie. L'ordre de Saint-Lazare, qui avait déjà réussi à se faire attribuer des pensions sur un grand nombre d'établissements de bienfaisance, poursuivit, avec autant de suite que de diligence, ses revendications sur nos maladreries. Il ne réussit pas dans la tâche qui lui avait été confiée, puisqu'il ne put rétablir la régularité ni dans les hôpitaux encore occupés ni dans l'administration de leurs revenus. En apparence, seulement, il parvint à rattacher la plupart de ces maisons à une sorte d'organisation générale, à créer entre elles le lien d'une commune dépendance. Le résultat le plus clair pour lui fut d'obtenir des ecclésiastiques qui avaient été pourvus des bénéfices constitués sous le titre et avec ce qui restait des ressources des anciens hôpitaux, le paiement de petites pensions, attribuées à la commanderie de Périgueux. Des quarante-huit léproseries dont nous avons plus haut donné la liste d'après le *Pouillé* de Nadaud, huit au moins acquittaient à cette commanderie des redevances annuelles variant entre cinq et quarante livres.

L'impossibilité d'aboutir dans l'œuvre d'ensemble entreprise plus d'un siècle auparavant par la royauté ayant paru suffisamment démontrée, on revint, en 1693, sur les mesures adoptées à l'égard des léproseries, et on décida l'union de ce qui subsistait de leur patrimoine et de leurs redevances à des établissements de charité du voisinage. Un très petit nombre seulement de maladreries subsistèrent et furent érigées en hôpitaux : celles qu'on jugea posséder des ressources suffisantes. Il ne s'en trouva pas une seule assez riche, dans toute l'étendue du diocèse de Limoges. Disons au surplus que ces unions locales avaient presque partout été opérées depuis longtemps par les soins de l'autorité ecclésiastique et que c'est surtout en raison de cet état de choses que les tentatives de centralisation poursuivies par le pouvoir royal avaient abouti à un échec.

Au XVIIIe siècle, des communautés de lépreux qui s'étaient autrefois constituées sur un assez grand nombre de points de la province, il subsiste trois ou quatre colonies de mendiants, les uns menant l'existence tranquille et régulière des cultivateurs et des artisans qui les entourent; les autres, et c'est la plupart, voués au vagabondage et fort mal vus des voisins. Beaucoup, du reste, ne demeurent pas attachés à leur maladrerie d'origine. Volontiers ils la quittent et s'efforcent d'obtenir leur admission dans une collectivité mieux dotée, dans un établissement d'un séjour plus agréable et offrant plus de ressources. C'est ainsi que nous voyons, dès le XVIe siècle, des lépreux ou soi-disant tels appartenant aux infirmeries de Saint-Junien, de Châlus, d'Aixe, de Nontron, solliciter leur agrégation à la colonie de la Maison-Dieu de Limoges (1). Il se peut, à la vérité, que ces transferts ne soient pas tout-à-fait volontaires et qu'à la suite de certaines unions, on ait fait évacuer les mendiants qui habitaient l'établissement, sans tenir compte de leurs réclamations, de leur possession, de leurs prétendus droits. Ceux-ci se sont alors rabattus sur une maison plus hospitalière.

Ne retenons qu'un fait incontestable : la diminution du nombre de ces collectivités, peu intéressantes du reste. Celles qui subsistent changent peu à peu d'allures et de caractères. Les masures qui les abritent entourent presque partout une chapelle en ruines. C'est tout ce qui reste d'une commanderie, d'une préceptorerie, d'un prieuré fondé cinq ou six cents ans auparavant. Les prétendus lépreux, là où il y en a, jouissent des bâtiments et de leurs dépendances, et reçoivent une petite pension, qui est acquittée tantôt à chacun des membres du groupe, tantôt au représentant de la collectivité. Le titulaire du bénéfice perçoit ce qui reste des revenus, sans avoir — une fois cette pension, en général fort modique, acquittée — à pourvoir à d'autres charges qu'à l'entretien du sanctuaire, là où un oratoire existe encore, et aux honoraires de quelques messes, dont le nombre a été bien réduit, pour le repos de l'âme des fondateurs d'anniversaires. Sur presque toutes ces anciennes léproseries, nous l'avons vu, les renseignements font défaut. Les deux maisons de Limoges, dont il a été question à la fin du chapitre précédent, Saint-Jacques des Casseaux et la Maison-Dieu, cette dernière surtout, peuvent seules fournir la matière d'une notice historique. C'est à elles que nous consacrerons cette étude.

(1) En 1578, 1617, 1618. Voir appendice, n° IX, et *Pouillé* du dioc. de Limoges, éd. Lecler, p. 137.

III. — *La maladrerie de Saint-Jacques des Casseaux ou de la lèpre blanche.*

L'hôpital des lépreux de la Cité, placé comme celui des Arènes, sous l'invocation de saint Jacques, fut, on n'en peut douter, fondé par un évêque de Limoges. Par lequel des successeurs de saint Martial? A quelle époque? Nous n'en savons rien. Peut-être cette maison remplaça-t-elle la maladrerie primitive des Arènes, qui n'aurait subsisté que comme hôpital ordinaire, ou celle de Saint-Lazare, détruite par la guerre ou supprimée pour un motif inconnu? Il n'est permis d'émettre à cet égard que des hypothèses toutes gratuites. Les documents de nos archives, comme nos chroniques et nos annales, sont muets sur l'origine de la léproserie des Casseaux. Nous ne constatons du reste avec certitude l'existence de cet établissement qu'en 1212. A cette date, un titre du cartulaire de Saint-Etienne de Limoges mentionne les maisons des lépreux de Saint-Jacques (1). L'abbé Legros, d'après Nadaud, sans doute, fait allusion au même texte. On ne possède aucune donnée sur la disposition et l'importance de ses bâtiments, qui étaient situés, nous l'avons dit, sur le bord d'une des principales voies qui aboutissaient à Limoges, celle du Palais et de Saint-Priest, dans un lieu souvent désigné sous le nom de Mas-Blanc ou Mas-Blanquet, auprès d'un ruisseau, à peu de distance de la Vienne et du port du Naveix, où se déchargeaient les bois venus par eau des cantons forestiers de Saint-Léonard, Bujaleuf, Châteauneuf, Neuvic et Eymoutiers. Nous savons seulement qu'au milieu des modestes constructions de la maladrerie s'élevait un bâtiment principal, *magna domus*, mentionné par un document du XIIIe siècle (2), et où étaient sans doute installés les services communs. Cette léproserie était comme abritée derrière les importantes constructions de l'abbaye de Saint-Augustin-lès-Limoges. Il n'est pas impossible que les évêques lui eussent concédé certains revenus sur le flottage. Aucun document néanmoins n'en fournit la preuve.

Quelques testaments des XIIIe et XIVe siècles renferment des libéralités au profit de cette maison. On relève, dans un codicille

(1) *Domos leprosorum Sancti Jacobi* (manuscrit 9193 du fonds latin de la Bibliothèque nationale). Il s'agit bien, à ce texte, de Saint-Jacques des Casseaux; la mention ne peut se rapporter à Saint-Jacques des Arènes.

(2) *Magna domus infirmarie Sancti Jacobi.* (Arch. Haute-Vienne, fonds des prêtres communalistes de Saint-Pierre.)

de l'évêque Aymeric de Serre de Malemort (27 mars 1263) un legs de cinquante sous aux lépreux de la Cité pour leur subsistance d'un jour (1). En 1276, ils sont mentionnés dans le testament de Pétronille de Nigremont (2); en 1303, dans celui de Pierre de Saint-Paul, prêtre (3); en 1382, dans celui de Valérie Marteau, femme de Jean Bayard (4).

L'hôpital dont nous nous occupons ici est appelé tantôt « Léproserie de Saint-Jacques, près Saint-Augustin » (5), tantôt « Maladrerie du Naveix », « Saint-Jacques du Naveix », « Saint-Jacques le Tignoux »; « l'Infirmerie de Limoges » en 1401 (6); la « Malaptie » en 1456 (7); la « Maladrerie blanche », « l'Infirmerie blanche » ou de « Saint-Jacques du Mas-Blanc », « du Mas-Blanquet », — par corruption sans doute « Malplaqueys » — en 1455, 1464, 1481, 1492, 1494 (8); « l'Infirmerie des Caquots » en 1504 (9). Cet établissement semble avoir eu moins d'importance et avoir reçu un nombre moins considérable de malades que la Maison-Dieu. Il s'élevait auprès d'une fontaine dont on trouve mention en 1281 (10), à peu de distance de la petite église paroissiale de Saint-Jacques : celle-ci avait peut-être été au début une simple chapelle dépendant de la léproserie. Un chemin mettait l'hôpital en communication directe avec cette église (11), qui fut de bonne heure réunie à Saint-Christophe. Les constructions de la maladrerie subsistaient encore en partie en 1688; mais elles étaient en ruines. Les revenus de cette maison avaient été, dès 1660, donnés à l'Hôpital général. A la fin du XVIIIe siècle, il ne restait plus de la vieille léproserie qu'un

(1) *Leprosis civitatis Lemovicensis, quinquaginta solidos ad refectionem una die.* (*Bull. Société archéologique du Limousin*, t. IV, p. 133.)

(2) Arch. Haute-Vienne, fonds des Cordeliers.

(3) Arch. hôpital Saint-Gérald, divers.

(4) *Cuilibet infirmo de infirmaria Sancti Jacobi Lemovicensis unum album quinque denariorum.* (Hôp.)

(5) Arch. Haute-Vienne. Evêché, *O Domina*, fol. 43, 44.

(6) *In territorio de Infirmaria Lemovicensi.* (Archives Haute-Vienne, chapitre cathédral, n° 8192 provisoire.)

(7) Registres du fonds de l'évêché.

(8) D'après Legros et des documents du fonds de Saint-Martial aux Archives du département.

(9) Arch. Haute-Vienne : Saint-Martial, registre de la Pitancerie, fol. 285 r°.

(10) Arch. Haute-Vienne. Evêché : reg. *Ac singularem*, fol. 71 v°.

(11) *Iter per quod recte itur de ecclesia Sancti Jacobi prope Lemovicas versus dictam infirmariam.* (Arch. Haute-Vienne, Chapitre, 8192.)

pan de muraille, une vierge fort en vénération dans les environs et une croix de pierre (1).

Il faut croire que le prêtre chargé de desservir la petite église de Saint-Jacques remplit de tout temps les fonctions de chapelain de la maladrerie. Aucun document de nos archives ne mentionne un ecclésiastique spécialement investi du soin des âmes à l'infirmerie Saint-Jacques. Nous connaissons du reste bien peu de curés de cette paroisse, qui ne fut peut être à l'origine que la chapelle du petit hôpital. Le curé d'une église voisine fut de bonne heure chargé d'administrer les deux paroisses.

Cette réunion remonterait, d'après Nadaud, à 1416 ou 1419; toutefois nous constatons qu'elle est déjà effectuée en 1412. On trouve, en effet, à une pièce du fonds de St-Augustin, aux Archives de la Haute-Vienne, mention de Aymeric Alby, « curé de l'église paroissiale des saints Jacques et Christophe ». Le même personnage remplit encore ces fonctions au mois d'avril 1427 (2). Legros cite un « Pierre de Blanc » curé de Saint-Christophe en 1436, qui pourrait bien être un Pierre Albi. Cette famille se perpétue à Saint-Christophe, puisqu'on trouve François Alby ou Dalby titulaire de la cure des deux paroisses en 1451, 1456 et 1457 (3). Celles-ci demeurèrent unies. L'église de Saint-Jacques, qui subsistait en 1401, était un peu plus tard en fort mauvais état. Elle tombait en ruines au XVIIe siècle. Elle fut démolie en 1697.

Au XIVe siècle, l'évêque et l'abbé de Saint-Augustin (4) prétendaient l'un et l'autre avoir la justice du bourg qui entourait cette dernière abbaye et dont dépendait l'infirmerie. Le différend fut soumis à des arbitres. Ceux-ci déclarèrent que tout ce que le monastère possédait soit dans le bourg de Saint-Augustin soit dans le bourg de Saint-Lazare et leurs dépendances, il l'avait reçu de l'évêque et le tenait de lui. Il fut donc décidé que chaque abbé nouvellement élu reconnaîtrait n'avoir que la moyenne et la basse justice dans ces deux localités : la haute justice appartenant à l'évêché. Il s'agissait dans l'espèce d'un objet de peu d'importance : la possession d'un porc errant, qui avait été saisi (5).

(1) LEGROS.

(2) *Aymericus Albi, capellanus sive rector ecclesie parrochialis Sanctorum Jacobi et Christophori* (liasse 9007 prov.).

(3) Arch. Haute-Vienne. Prêtres de Saint-Pierre : terrier Dupin.

(4) *Ibid,* Saint-Augustin, n°s 5108, 7609, 8314 prov.

(5) *Littera compromissi facti per... episcopum et abbatem et conventum Sancti Augustini Lemovicensis super alta, bassa, media justicia, quam utraque pars habere dicebat in villis et burgis Sancti Augustini et Sancti*

Les droits de l'évêque furent invoqués et reconnus par le sénéchal du roi, semble-t-il, dans une affaire plus importante et sur laquelle nous n'avons pas de détails précis. Autant qu'on peut en juger d'après le texte du document où nous puisons ces indications, deux personnages, deux jurisconsultes peut-être, avaient été commis pour terminer un différend relatif à la juridiction du bourg de Saint-Augustin et de la léproserie de Saint-Jacques, réclamée par l'évêque; malgré l'opposition du procureur du roi et du prévôt commun de la cité (1), les droits de l'évêque furent reconnus par le sénéchal et la commission révoquée (2).

Les dernières difficultés auxquelles il est fait allusion ici avaient peut-être surgi à l'occasion des mesures prises en 1321 et 1322 à l'égard des lépreux et dont nous avons parlé aux chapitres précédents.

En tous cas, elles se produisirent de nouveau à ce moment, et quand le sénéchal voulut, en vertu des ordres du souverain, faire saisir et jeter en prison les malades de Saint-Jacques, l'évêque en appela au roi et obtint satisfaction. Une lettre du sénéchal reconnut que le prélat étant seul seigneur justicier de la maladrerie de Saint-Jacques, il lui appartenait d'exécuter l'ordonnance et de recevoir dans ses prisons les individus visés par elle (3). Nous ignorons du

Lazari... Per arbitros fuit dictum quod abbas et conventus tenuerunt ab antiquo et teneant a dicto domino episcopo quidquid habent in burgis Sancti Augustini et Sancti Lazari et pertinentiis eorumdem... et quod premissa recognoscat abbas Sancti Augustini in novitate sua, dicto episcopo. (Arch. Haute-Vienne : Evêché, Reg. *O Domina,* f° 44 r°.

(1) Magistrat nommé alternativement par le roi et par l'évêque pour exercer l'autorité commune, aux termes du traité de pariage de 1307.

(2) *Littera assizie regie Lemovicensis super questione juridicionis burgi Sancti Augustini et leprosarie Sancti Jacobi civitatis Lemovicensis cui se opponebat procurator regius et prepositus communis civitatis Lemovicensis. Et fuit revocata commissio alias facta super ipso negocio magistro Joanni Burgensi et Ber[tran]do de Veterivilla qui causam debebant terminare* (Arch. Haute-Vienne, Evêché, reg. *O Domina,* f° 44 r°.

(3) *Dominus episcopus... appelavit a senescallo Pictavensi ad Regem, qui mandaverat includi leprosos leprosie Sancti Jacobi Lemovicensis. De quo fuit postmodum manus regia amota et mandatum quod per dictum episcopum includerentur... Littera continens transcriptum litterarum senescalli Pictavensis, continencium quod dictus episcopus posset includere leprozos leprozarie Sancti Jacobi prop Sanctum Augustinum qui mandabantur includi per Regem, tanquam dominus habens altam et bassam justitiam* (Arch. Haute-Vienne : Evêché, reg. *O Domina,* f° 43 v° et 44 v°).

reste si les lépreux placés sous la main de l'évêque qui était alors Gérald Roger, eurent un autre sort que les autres.

A une époque et dans des circonstances que nous ne saurions préciser, peut-être à la suite de l'évènement de 1321, peut-être seulement vers la fin du moyen âge, une sorte de classement s'opéra entre les lépreux des deux hôpitaux de Limoges. A ceux dont la maladie affectait la forme la moins grave et la moins rebutante, et qui étaient connus sous le nom de *ladres blancs* ou *caquots*, l'infirmerie de Saint-Jacques fut spécialement assignée pour résidence. Les malades atteints plus gravement furent cantonnés à la Maison-Dieu. Nous avons vu qu'à partir du milieu du xve siècle, la maladrerie de Saint-Jacques est souvent appelée la *Maladerie blanche*, l'*Infirmerie de la lèpre blanche*; mais on sait fort peu de chose de l'histoire de cet hôpital, dont les archives paraissent avoir été perdues.

Les malades qui l'habitaient encore en 1599 et qui formaient une petite communauté ou plutôt une agglomération de trois ou quatre familles (1), s'avisèrent de demander directement au roi la confirmation des exemptions de certaines taxes dont ils jouissaient de temps immémorial. Ils lui exposèrent qu'ils étaient séquestrés avec leurs femmes et leurs enfants comme appartenant à la lignée de Giézy (*sic*), et traités ainsi que les ladres rouges; ils devaient, lorsqu'ils allaient quêter, se munir de cliquettes; ils ne pouvaient entrer dans les églises et devaient se tenir à la porte. En conséquence ils revendiquaient le bénéfice de la situation qu'on leur avait faite et demandaient à ne pas être astreints à payer de subsides. Ils en avaient été exemptés sous Charles VIII et sous François Ier. Henri IV accueillit favorablement leur requête et confirma les privilèges des lépreux de Saint-Jacques en même temps que ceux des habitants de plusieurs autres maladreries du diocèse (2).

Que devint cette colonie de mendiants privilégiés soixante ans plus tard, lors de la réunion de Saint-Jacques à l'hôpital général? Il est vraisemblable qu'elle existait encore à cette époque; mais

(1) A un acte de 1512, il est parlé des syndics des pauvres de la Maison-Dieu de la Cité : « *Syndicos pauperum Domus Dei Civitatis* (Arch. Haute-Vienne : La Règle, n° 856 prov.); mais il résulte des indications fournies par le document lui-même qu'il s'agit dans ce document des syndics des lépreux de la maladrerie du Château, de l'établissement qui avait de tout temps porté spécialement la dénomination de « Maison Dieu ».

(2) Nadaud : *Mémoires manuscrits*, t. I, p. 41; — Arch. Haute-Vienne : Prêtres de St-Pierre, résidus divers ; — Carmes des Arènes, liasse 9604 prov.

nous n'avons trouvé nulle part trace des incidents qui signalèrent sa dispersion, non plus que des protestations que ses membres ne manquèrent pas d'élever contre la mesure prise de concert par l'autorité civile et l'autorité ecclésiastique en 1660.

Ajoutons que, si on a peu d'indications sur l'histoire de cette léproserie, on trouve à peine, dans les actes, trois ou quatre mentions relatives à ses habitants. Les registres des prêtres communalistes de Saint-Pierre-du-Queyroix, nous avons déjà signalé le fait à un précédent chapitre, nomment Pierre Barbary, « lépreux de l'infirmerie de Saint-Jacques », propriétaire d'une terre devant la dîme à cette église en 1306 (1). Ce ladre fait souche et, près de deux siècles plus tard, ses descendants sont encore au nombre des pensionnaires du Mas Blanquet : Héliot et Jean Barbari, fils de feu Pierre Barbari, « de l'infirmerie blanche », sont mentionnés à un acte du 20 novembre 1481 (2). La famille se perpétue dans les diverses maladreries de la région. M. Drouault a trouvé, en 1647, Marguerite Barbary à celle de Chambouret d'Aixe ; en 1719, Catherine Barbary, à celle de Bruzac près Milhac, en Périgord ; en 1747, Antoine Barbary, à celle de Lussac-les-Eglises ; de 1749 à 1751, Sylvain Barbary, et de 1745 à 1779, autre Sylvain Barbary, à la même (3). Le même a rencontré à la date de 1647, le nom de deux habitants de la léproserie des Casseaux : Jacques Meslier et Antoinette Bernard (4).

IV. — *La Maison-Dieu : sa fondation et la première période de son histoire ; déclarations du recteur Etienne d'Excideuil*

On ignore à quelles considérations s'inspirèrent les fondateurs des deux léproseries de la Cité et du Château dans le choix de l'assiette de ces établissements. Il faut reconnaître que ni l'un ni l'autre des deux emplacements n'étaient très sains, et la préoccupation toute naturelle de placer des maisons de ce genre de façon à ce que les vents soufflant le plus ordinairement n'en apportassent pas les émanations dans la direction de la ville, ne suffit pas à expliquer comment on établit nos maladreries dans des endroits bas et humides.

(1) Arch. Haute-Vienne.

(2) *De infirmaria alba* (Arch. Haute-Vienne).

(3) Roger Drouault : *Comment finirent les lépreux*, p. 6, 8, 10, 11, 13, 14.

(4) *Ibid*, p. 14.

L'emplacement de la Maison-Dieu était à cet égard plus mal choisi encore que celui de l'infirmerie de Saint-Jacques. La léproserie du Château se trouvait située un peu au-dessous de l'étang et des marais d'Aigueperse, qui ne furent desséchées qu'au XIIIe siècle, et tout auprès des terrains marécageux s'étendant au nord-est de l'église Saint-Paul. Il est vrai que le petit hôpital se trouvait au bord d'un des carrefours les plus animés de la banlieue. Cinq ou six chemins y aboutissaient; les deux plus fréquentés partaient l'un de la porte Montmailler, une des entrées principales du Château; l'autre de la Cité. Au dernier se soudait, devant l'église Saint-Paul, le chemin venant de la porte Mirebœuf et de la porte Boucherie.

Nous avons déjà dit qu'auprès de la maladrerie coulait un ruisseau dit de la Maison-Dieu ou d'Aigueperse, dont les eaux provenaient d'Aigueperse et de Chinchauveau (*de Campo Chalveu, al. Chouveu*) et que le même ruisseau un peu plus bas baignait presque les murs de l'infirmerie de Saint-Jacques, à peu de distance de laquelle il se jetait dans la Vienne. Cette particularité que le petit cours d'eau en question, sur un parcours total de 1.800 à 2.000 mètres à partir d'Aigueperse, ne desservait aucun groupe d'habitations et allait presque aussitôt se perdre dans la rivière (1), avait dû être prise en considération. Peut-être détermina-t-elle le choix de l'emplacement, défectueux, on l'a vu, sous d'autres rapports, de nos deux maladreries.

Les bâtiments de la Maison-Dieu, sans être très grands, avaient dès le XIIe siècle, une certaine étendue. Ils se composaient semble-t-il, de maisonnettes contigües, disposées probablement autour d'une cour, avec une ou plusieurs constructions plus importantes pour les services communs.

Nous avons dit que les établissements de ce genre devaient offrir l'aspect de la plupart des béguinages flamands, avec plus de simplicité rustique certainement et sans doute aussi moins de minutieuse propreté. L'église, qui avait une juridiction paroissiale s'étendant non seulement sur les hôtes de l'établissement, mais sur plusieurs villages des environs, semble avoir été en façade sur le carrefour, tout au moins sa porte principale s'ouvrait-elle directement sur la voie publique.

Cette église, placée sous l'invocation de Sainte-Marie-Madeleine « la bienheureuse pécheresse » (2), patronne, on a pu le remarquer, d'un certain nombre de nos maladreries et infirmeries limousines,

(1) En amont de Limoges, il est vrai; mais la Vienne a un débit assez considérable pour qu'on n'ait pas attaché d'importance à ce détail.

(2) *Beatissime peccatricis,* texte cité ci-après.

est nommée pour la première fois dans le premier quart du XIIIe siècle : nous n'avons trouvé nulle part la date de sa construction.

Le chroniqueur Bernard Ithier, moine de l'abbaye de Saint-Martial, conte au sujet de cette église une anecdote où se reflète toute la foi naïve de son temps.

Au mois de mai 1224, le troisième jour des Rogations, le chapelain de la Maison-Dieu, qui avait très bien décoré le sanctuaire de Sainte-Marie-Madeleine, sollicita et fit solliciter par ses amis l'abbé de Saint-Martial, Guillaume, et toute sa communauté, d'entrer dans son église au retour de la procession qui, selon la coutume, visitait ce jour-là l'abbatiale de Saint-Augustin. Il désirait qu'en passant devant Sainte-Madeleine, les religieux y fissent une station pour honorer la mémoire de la fidèle amie du Christ. Le chapitre ne put s'accorder sur l'objet de cette demande, un ou deux religieux s'étant évertués à dissuader leurs confrères d'y donner satisfaction. Le temps était pluvieux ce jour-là. On fit néanmoins la procession à Saint-Augustin, mais au moment même où la communauté de Saint-Martial venait de défiler devant l'église de Sainte-Madeleine et l'avait dépassée, une pluie diluvienne survint qui mit le désordre dans le cortège et dispersa si bien les religieux le long du chemin conduisant au monastère, qu'à peine chacun put-il demeurer avec son compagnon. Beaucoup émirent l'avis que cet orage n'était pas un pur effet du hasard : le ciel ayant voulu par là venger l'honneur de Sainte-Marie-Madeleine du peu de cas que la communauté avait fait de la prière de son chapelain. En conséquence, trois jours après, un jeûne fut ordonné et les religieux de Saint-Martial firent une procession à l'église dont il s'agit. Ils marchaient tous nu-pieds; on chanta l'office de nones, puis la grande messe, et on adressa de ferventes prières au ciel pour obtenir le beau temps : elles furent exaucées (1).

Notons que la Maison-Dieu n'était pas seulement une infirmerie de lépreux; elle avait aussi le caractère de maison de secours pour les pauvres et les voyageurs. On peut constater qu'il en a été ainsi de

(1) *Anno gracie M° CC° XXIII°, mense maio, feria IIIa in Rogationibus, capellanus de Domo Dei qui ecclesiam in honore Marie Magdalenes consecratam decentissime ornaverat, rogat per se et per amicos dompnum W. abbatem et totum conventum S. Martialis ut in processione que fit ex more ipsa die ad S. Augustinum et in redeundo transitur ante prefatam ecclesiam, ut pro honore beatissime peccatricis non dedignaremur intrare ipsam ecclesiam et stationem ibidem facere, etc.* Duplès-Agier. *Chroniques de Saint-Martial de Limoges.* — Paris, Ve Renouard, 1874, p. 117 et 118.

beaucoup de maladreries. Ici cette double destination n'est pas douteuse et plusieurs pièces y font allusion. Une procédure de 1399 (1), que nous aurons occasion de citer plus d'une fois, affirme que jadis l'aumône était donnée, chaque jour après le dîner à la porte de l'hôpital, aux pauvres de l'extérieur, et que cette aumône consistait en un morceau de pain — *pecia panis.* — Cette distribution, dans la suite, n'eût plus lieu que le vendredi. Un mémoire de l'abbesse de la Règle, prieure de la Maison-Dieu, confirme que lors de l'union de ce prieuré au monastère, une des conditions acceptées par celui-ci avait été l'acquit régulier de l'aumône hebdomadaire (2). Au commencement du XVIIe siècle, on donnait dans l'établissement l'hospitalité à nombre de voyageurs indigents; les malades de la maison se plaignent, en 1618, que l'abbesse Virgile de Pont-Jarno y reçoive « tous les jours quantité de pauvres étrangers » (3).

Par qui et à quelle époque avait été fondée la Maison-Dieu? Plusieurs versions existaient à cet égard et on les voit produites tour à tour et affirmées par les diverses parties intéressées au cours des nombreux procès dont l'administration, les biens, le patronage, les droits, les charges, les dépouilles de cet hôpital furent durant près de cinq cents ans l'objet ou l'occasion. La légende la plus accréditée à cet égard et selon toute apparence la moins véridique, nous l'établirons plus loin, était celle-ci : une abbesse de la Règle et plusieurs de ses filles avaient été atteintes vers le temps de la Croisade (un peu auparavant même, 1070, s'il faut en croire), de l'affreuse maladie, et elles avaient fondé, dans un mas appartenant au monastère, un hôpital où elles s'étaient retirées, pour se vouer entièrement aux soins des infortunés infectés du même mal (4).

On verra, aux XVIe et XVIIe siècles, le Grand Aumônier de France soutenir que la maladrerie est de fondation royale, mais sans produire aucune preuve pour justifier son assertion. A en croire, d'un autre côté, les Vicomtes de Limoges, ils avaient été les fondateurs de la maison, tout au moins ses principaux bienfaiteurs ; mais ils n'appuyaient cette prétention d'aucun fait, d'aucun document.

Une autre version était mise en avant et soutenue par les Consuls

(1) Appendice, n° IV.

(2) Hôpital, H 25.

(3) *Bulletin de la Société archéologique et historique du Limousin*, t. LIII, p. 137.

(4) Legros, *Essais historiques*, p. 354 ; Allou, *Monuments de la Haute-Vienne*, p. 151; Bonav. de Saint-Amable, *Histoire de saint Martial*, t. II, p. 241.

du Château de Limoges. La Maison-Dieu avait été établie à l'aide des dons, legs et aumônes des « bonnes gens » de cette ville (1) et sous les auspices des magistrats municipaux. Ces derniers ne se lassèrent pas, du XIIIe au XVIIe siècle, de revendiquer certains droits sur la maladrerie. Nous les verrons, vers 1240, les exercer en recourant à la violence et instituer, de leur propre autorité, un prieur pour administrer l'établissement. Plus tard ils intentèrent des procès à l'abbesse de La Règle pour la contraindre à réparer les bâtiments qui tombent en ruines. Il n'est ni impossible ni invraisemblable que les libéralités des bourgeois de Limoges eussent contribué à la fondation de l'infirmerie du Bas-Chinchauveau; mais il paraît difficile d'admettre sans témoignage bien catégorique que, dès le XIIe siècle, les habitants du château eussent directement, sans l'intervention et en dehors du patronage de l'autorité ecclésiastique, établi un hôpital de lépreux et fait édifier les bâtiments nécessaires. La vérité nous paraît avoir été dite par Etienne d'Excideuil, recteur de la maison, dans la déclaration solennelle faite « au péril de son âme », alors qu'il gisait sur sa couche de douleur et que, entrevoyant sa fin prochaine, il avait déjà pris des mesures pour pourvoir à son remplacement.

Suivant ce témoignage, la léproserie aurait été fondée « par le seigneur G..., évêque de Limoges ». Il ne s'agit pas ici de Gui de Cluzeau, évêque d'octobre ou novembre 1226 au mois de janvier 1235, qui, étant archidiacre sous l'administration de Sébrand Chabot, avait été chargé par ce dernier de la haute administration de la maison. L'initiale G ne peut désigner que Gérald du Cher. La création de la Maison-Dieu remonterait donc au milieu du XIIe siècle et se placerait entre 1150 et 1177, à une date peu éloignée de celle de l'établissement de l'hôpital de Saint-Gérald, fondé en 1158 par le même prélat.

Les déclarations du recteur Etienne que nous venons de mentionner, furent faites sur l'interpellation, soit des frères de la Maison-Dieu, soit de l'évêque ou de son délégué. Elles ont été consignées dans un curieux procès-verbal dont l'original, revêtu du sceau de l'évêque Durand d'Orlhac (1240-1245), ne nous a pas été conservé, mais dont les archives de l'hôpital de Limoges possèdent un vidimus délivré par l'official le 5 des ides de janvier (1262 v. st.) 1263 (2). La pièce est des plus importantes pour l'histoire de la Mai-

(1) *Audivit dici quod dictus locus fuit edifficatus per bonas gentes Castri Lemovicensis et per ipsas dotatus pluribus censibus et redditibus* Enquête de 1399, ap. Legros, *Mélanges mss*, t. III, p. 361 et ss.).

(2) Autrefois aux Archives départementales, aujourd'hui aux Archives de l'hôpital de Limoges, IIIe fonds, C 1.

son-Dieu et elle mérite d'être donnée *in extenso*. En voici la traduction littérale.

» Je sais, dit le recteur, non seulement par ouï-dire, mais pour l'avoir vu moi-même — et je l'atteste par mon serment et au péril de mon âme — que Jean Vatavespres, prêtre, avait autrefois l'administration de la Maison-Dieu du consentement et volonté des malades et des donats de l'hôpital et aussi du consentement et volonté du seigneur Gui, jadis évêque de Limoges, de bonne mémoire; lequel Gui était seulement à cette époque archidiacre de Limoges et avait reçu du seigneur évêque — c'était alors Sébrand ou Jean (1) — la charge de veiller sur cet établissement et d'inspirer son administration. J'affirme, toujours sous mon serment, et cela je l'ai vu et entendu, que, durant toute la vie dudit seigneur Gui, le recteur et les frères recouraient à lui en toute occasion, comme au supérieur et au chef de la maison. C'était par son avis que tout se décidait. Et j'ai vu les choses se passer de la sorte durant quarante ans et plus.

« Lorsque le prêtre dont j'ai dit plus haut le nom et qui est resté vingt-cinq ans à la tête de la maison, fut couché sur son lit par la maladie — cela encore je l'ai vu et entendu — il fit appeler maître P[ierre], prieur du couvent des Frères Prêcheurs (2), et maître P. Papalou, et il me demanda à moi, Etienne, qui avais été curé de ladite maison, me requit et m'enjoignit par deux fois, au nom de la confraternité, de l'obéissance et au péril de mon âme, de prendre la charge et l'administration de l'établissement : ce à quoi je ne consentis que sur les pressantes instances du prêtre en question. J'ai lieu de croire que Vatavespres me confia ce mandat de l'avis du seigneur Gui.

« J'affirme sous serment qu'après les funérailles de Vatavespres, l'archidiacre Gui (3) ayant eu connaissance de tout, vint ici, assembla en sa présence tous les malades, les donats et les sœurs de la maison et leur fit jurer à tous, malades, donats et sœurs, de m'obéir, de conserver fidèlement le patrimoine de cet établissement et de m'en reconnaître pour le recteur. J'ajoute que mon prédécesseur dans ces fonctions, en me remettant, dans les circonstances que je viens de rappeler, le gouvernement de l'infirmerie, m'adjura de ne point désigner ni instituer, lorsque sonnerait pour moi l'heure de

(1) Sébrand Chabot, 1179-1198; Jean de Veyrac, 1198-1218.

(2) Ce fait doit donc se placer entre 1219 et 1226. Les fils de Saint-Dominique ne s'établirent à Limoges qu'en 1219.

(3) Gui fut élu évêque de Limoges au mois d'octobre ou de novembre 1226.

quitter cette vie, aucun habitant du Château de Limoges pour remplir la charge de recteur, mais de choisir plutôt, pour diriger cet établissement, un ânier appartenant à la maison.

« Je jure que ni moi ni mon prédécesseur, ni à ma connaissance aucun autre des supérieurs de la Maison-Dieu n'avons été investis de l'administration de cet hôpital soit par les consuls du Château, soit en vertu du consentement des consuls ou des bailes ou d'un ordre émanant d'eux.

« Vous me demandez quel a été le fondateur, le créateur de l'établissement. A cette question je réponds que je crois, par mon serment, que la Maison-Dieu a été instituée par le seigneur G[érald], évêque de Limoges. C'est du moins ce que j'ai entendu dire par mes anciens.

« Toujours sous la foi du serment, je déclare que moi-même, retenu au lit par la maladie, j'ai récemment réuni les lépreux et les donats de la Maison : je les ai requis et prié de trouver bon que je pourvusse l'hôpital d'un recteur et de consentir à ce que je remisse l'administration à Jean du Peyrat, prêtre, et à ce que celui-ci fut institué supérieur en mon lieu et place. Les uns ont adhéré à cette demande; les autres n'y ont fait aucune objection. J'ai donc, en leur présence, et sans que personne crût devoir protester, résigné sur le champ mes fonctions en faveur de cet ecclésiastique, et je l'ai investi de la charge de supérieur. Etienne Pioncelot, cordonnier de la maison, était présent et n'a élevé aucune opposition. C'est lui néanmoins qui, après la désignation ainsi faite du nouveau recteur, a déclaré s'opposer, au nom des consuls du Château, à l'institution de du Peyrat.

« On me demande de déclarer, sous mon serment, si l'argent que ledit du Peyrat, le prêtre Jean Trélin, chapelain de l'hôpital, Pierre de Saint-Lazare et Pierre de Beaune, ont enlevé de cette maison appartient à celle-ci. J'affirme que non, et j'ajoute que les bourses et les sacs renfermant cet argent m'ont été apportés pour me permettre d'examiner et de vérifier s'ils étaient, ou non, la propriété de l'établissement : j'ai pu ainsi constater qu'ils n'appartenaient ni à moi ni à la Maison-Dieu.

« En ce qui concerne mon avoir personnel, sur lequel vous m'interrogez, je possède cinquante sols de vieille monnaie barbarine (1), que je garde depuis quarante ans pour les dépenses de mes obsèques, plus une somme de vingt livres et une autre de onze livres en argent, deux cuillers d'argent, un gobelet d'argent à pied

(1) On sait que la monnaie barbarine, frappée à Limoges, portait la figure barbue de saint Martial.

et une obole d'or. Tout cela, les consuls du Château de Limoges l'ont, contre ma volonté, donné à Pierre d'Egletons en installant celui-ci de leur autorité en qualité de recteur de la maison.

» En quelles mains se trouvent les privilèges de l'établissement? Ils sont présentement en la possession du même Pierre d'Egletons, à qui les consuls ont livré la clef de mon coffre où étaient déposés ces privilèges, après m'avoir arraché de force cette clé des mains, malgré mes protestations et ma résistance et bien que je les adjurasse de prendre garde de porter un coup mortel à cet hôpital.

» Vous me posez encore cette question : Qui avait ici la juridiction spirituelle et le soin des âmes ? J'en ai moi-même fait investir, avec le titre de chapelain, Jean Tréfin, prêtre, par le seigneur Gui, évêque de Limoges. Avant lui, j'ai vu un autre prêtre de la maison Elie Reclus, porter ce titre de chapelain et avoir la charge du service religieux. Il tenait cet emploi du défunt seigneur Sébrand, lui aussi jadis évêque de Limoges.

» Je dois ajouter que deux bourgeois habitant le Château, Mathieu de Vilayvenc et Pascal Chrétien, se sont autrefois occupés des affaires de la Maison-Dieu par pure amitié et par charité. Cela encore, je l'ai non seulement ouï dire, mais vu de mes yeux. A ce moment, l'hôpital se trouvait sans recteur; car Jean Vatavespres n'avait pas été encore chargé de ces fonctions. J'ai tout lieu de croire qu'ils agissaient ainsi de leur propre mouvement et point du tout en vertu d'un mandat des consuls. Au surplus leur gestion n'a pas été profitable aux intérêts de notre hôpital. Le premier, en particulier, a aliéné les biens de l'établissement ».

Là s'arrête la longue déclaration du prieur Etienne. Nos lecteurs trouveront peut-être qu'il n'était pas inutile d'en donner ici le texte complet. Elle ne contient pas seulement, sur l'organisation et le fonctionnement de la maison, pendant près d'un siècle, le mode de désignation de ses supérieurs, les rapports entre ses habitants des renseignements qu'aucun autre document ne renferme; elle nous révèle des faits que nous ne connaissions pas par ailleurs : la lutte notamment engagée vers 1240 entre l'autorité ecclésiastique et les consuls au sujet du droit de patronage de la léproserie et de son administration, et elle nous montre les magistrats municipaux ne craignant pas de recourir à la violence pour faire prévaloir leurs revendications ou triompher leur usurpation.

V. — *La confrérie du Saint-Esprit.*

Il n'y a aucune raison pour suspecter la véracité des déclarations solennelles du recteur. Il est visible toutefois qu'en les faisant, il obéit à une préoccupation très vive, très pressante, et qu'elles sont dictées, dans leur ensemble, par les difficultés d'un état de choses insuffisamment connu de nous. On y sent très bien l'inquiétude causée à l'élément ecclésiastique chargé de la direction de l'hôpital, par l'intervention, les prétentions, les violences des chefs de la commune du Château. Tout en n'énonçant, tout donne à le penser, que la vérité, Etienne s'attache à établir que la maison a été fondée par les évêques de Limoges et a toujours été régie par eux et sous leurs auspices. Cette préoccupation du malade et le sentiment qu'i, a de l'importance de son témoignage, à lui, attaché depuis longtemps au service de la léproserie et son supérieur depuis plus de dix ans, donne une valeur particulière à l'aveu relatif à la vacance du prieuré avant la désignation de Jean Vatavespres et à l'immixtion, à cette époque là, dans les affaires de l'établissement, de Mathieu de Vilayvenc et de Pascal Chrétien. Il faut que ces deux bourgeois aient été mêlés bien intimement à son administration, y aient eu une part bien importante, bien prépondérante, pour avoir pu valablement aliéner certaines des possessions de la maison. Les dires du recteur, en ce point, sont confirmés par plusieurs documents de nos archives, lesquels nous montrent à une certaine époque l'un au moins de ces personnages investi à titre officiel du soin des intérêts de l'établissement, et une organisation laïque juxtaposée, pour ainsi dire, au personnel ecclésiastique chargé de la direction de la Maison-Dieu.

On sait le rôle considérable que jouèrent au moyen âge les confréries. Leur action, à Limoges, se révèle partout. L'existence d'une confrérie du Saint-Esprit attachée à notre maladrerie par un lien dont nous ne connaissons pas d'une façon précise l'origine, est constatée dans un acte de 1206. A cette date, Pierre Peyrat, bourgeois, vend une rente de cinquante-cinq sous de monnaie limousine « au prieur et à la Maison-Dieu des lépreux, ainsi qu'à la confrérie du Saint-Esprit du même hôpital » (1).

A un acte de l'année suivante, constatant un don fait à l'établissement par un chevalier, Foucher de Meiras, un certain nombre de témoins sont nommés, qui tous, ou la plupart, pourraient bien être des membres de la confrérie du Saint-Esprit : J. de Vilaivenc Audier Amlart, Gui Arnau, W. Rainart, S. Arnau, B. Guibbert, G. Aimeric, P. Borzes, Pascal Chrétien, Verneuil (2). Toutefois le

(1) *Priori et domui Dei Leprosorum Castri Lemovicensis et confratrie sancti Spiritus ipsius domus* (Arch. Haute-Vienne, n° 2120, prov.).

(2) Arch. de l'Hôpital, IIIe fonds, B, 10. Cette liasse appartenait précédemment au fonds de La Règle, des Archives du département, et portait le n° 1014. L'acte a été publié par A. Leroux, *Doc. hist.*, I, 157.

nom de la confrérie n'est pas prononcé à ce document, mais nous y trouvons ceux de Pascal Chrétien et d'un membre de la famille Vilayvenc.

Les confréries charitables et les maisons hospitalières dites du Saint-Esprit prirent naissance dans le midi de la France. Il se peut que Limoges ait dû la création d'une association de ce genre à des marchands de Toulouse et de Montpellier, le commerce de ces deux villes étant dès lors en rapports suivis avec celui de Limoges. Peut-être aussi cette fondation fut-elle l'œuvre de nos négociants, assez portés à implanter chez eux les institutions pieuses dont ils avaient admiré ailleurs les heureux résultats. Dans les dernières années du XIIe siècle et les premières du XIIIe, un nombre prodigieux de sociétés, d'aumôneries, d'hôpitaux, de léproseries sous l'invocation du Saint-Esprit s'étaient créés le long du littoral de la Méditerranée et dans la vallée du Rhône. C'est sous ces auspices et sous cette dénomination qu'entre 1175 et 1190 le fameux Gui de Montpellier avait fondé dans cette ville l'hôpital et l'ordre dont cette maison et celle de Sainte-Marie *in Saxia*, à Rome, devaient être les principaux établissements. L'œuvre n'était nullement spéciale aux lépreux; elle se proposait de les secourir au même titre que tous les autres pauvres du Christ : *Ibi reficiuntur famelici; paupres vestiuntur; necessaria ministrantur infirmis,* disait Innocent III dans une bulle du 22 avril 1198, relative à l'hôpital de Montpellier. Le souverain pontife ajoutait que le maître et les frères chargés de l'administration de la maison devaient se considérer et être tenus pour les serviteurs des indigents plus encore que comme les receveurs des revenus des pauvres : *Magister et fratres non tam receptores dici debeant quam ministri indigentium* (1). Cet esprit devait être celui de la confrérie de la Maison-Dieu, qui fut, il convient de le rappeler, une aumônerie en même temps qu'un hôpital de lépreux. Nous ne connaissons aucun document, aucun témoignage qui permette de rattacher l'œuvre limousine à l'institution de Gui de Montpellier. Notons seulement que, dans les maisons qui suivent la règle donnée par ce dernier, l'établissement est placé sous la direction d'un recteur élu, renouvelable annuellement il est vrai, et que les religieux administrent l'hôpital avec l'adjonction de coopérateurs laïques (2).

Ce qu'il importe de constater, c'est que les rares mentions que

(1) Baluze, *Lettres d'Innocent III,* t. I, lettres 95 et 97.

(2) Paulinier, *Guy de Montpellier, fondateur de l'ordre du Saint-Esprit.* Mémoires de la section des Lettres de l'Académie des Sciences et Lettres de Montpellier, t. V, p. 133.

nous possédions de la confrérie du Saint-Esprit de Limoges, se rapportent exclusivement à l'administration de la léproserie du Château.

Nous venons de mentionner un acte de vente dans lequel la confrérie du Saint-Esprit est donnée comme étroitement liée à notre hôpital. Un autre document, daté de 1216 et inséré au Cartulaire du consulat du Château, parce qu'il consacre des conventions faites en présence des magistrats de la commune, est l'instrument d'un accord conclu entre Pascal Chrétien lui-même, qualifié non de prieur, recteur ou précepteur, mais de baile, c'est-à-dire d'administrateur ou de régisseur, *bajulus, bailivus*, de la maladrerie, et un certain Pierre Laurier, au sujet d'un léger débat entre ce dernier et la Maison-Dieu (1). L'acte est rédigé à la requête des deux parties, *per comandament d'ambas las partidas;* il ne nomme que le baile, et aucun autre représentant ou dignitaire de la léproserie n'y figure. Le nom de la confrérie du Saint-Esprit n'est pas prononcé cette fois; mais nous avons vu qu'elle existait déjà en 1206 et qu'à cette époque ses intérêts se confondaient avec ceux de l'établissement, Pascal Chrétien porte ici le titre, plutôt laïque, de *baile;* nous verrons ce personnage, ou un autre du même nom, figurer à un acte de date postérieure concernant la Maison-Dieu, avec la qualification de « baile de la confrérie du Saint-Esprit ». Qu'il s'agisse ou non de la même personne, il est permis de penser que Pascal Chrétien, représentant de la Maison-Dieu, agit, à l'acte de 1216, à titre de chef de la confrérie aussi bien qu'en qualité de mandataire de la léproserie et des malades.

Or, nous avons appris, de la bouche d'Etienne d'Excideuil, que Jean Vatavespres fut institué recteur de l'hôpital sous l'épiscopat de Sébrand Chabot, mort au mois de mars 1198, — ou celui de Jean de Veyrac, en fonctions de 1198 à 1218; et par lui également nous savons qu'avant l'installation de ce supérieur, Mathieu de Vilayvenc et Pascal Chrétien s'étaient occupés des affaires de la maison. Tout concorde donc pour nous donner à penser que, dans la période qui a précédé cette installation, la confrérie du Saint-Esprit, représentée par ces deux personnages, se trouvait chargée

(1) *Conoguda chaussa sia... qe de demanda qe li malapte fazien P. Laureir e P. Laureirs aus malaptes, fo aitals acorz faics en la ma deus cossols... Aiso juret a tener... e en vestit Pasqal Crestia, qi era bailles de la Maijo Deu... Actum anno Verbi incarnati M^{o} CC^{o} XVI°.* (Arch. Hôtel de Ville, A 1, fol. 88 v°). Le Clos Laurier, dépendant de Saint-Martin, était voisin de la Maison-Dieu.

de l'administration des intérêts matériels, tout au moins des affaires extérieures de l'établissement.

Mais il semble que la mémoire d'Etienne l'a trahi en ce qui a trait à la durée des fonctions de Jean Vatavespres. Si les actes de 1206 et 1216 que nous venons de mentionner ne contiennent pas une erreur de date, il faut admettre que l'installation de ce dernier a eu lieu entre 1216 et 1218 seulement (1); par suite, neuf ou dix ans à peine ont pu s'écouler entre cette date et celle de l'entrée en fonctions de son successeur. Etienne nous apprend en effet que l'archidiacre Gui vint le mettre en possession de sa charge. Or Gui fut élu évêque en octobre ou novembre 1226. L'administration toute entière de Vatavespres n'aurait donc pas excédé dix années. On peut supposer toutefois qu'avant d'être officiellement investi des fonctions de recteur, il avait eu le gouvernement intérieur de la maison.

Mathieu de Vilayvenc n'est pas pour nous un inconnu. On le voit figurer à plusieurs actes du vieux cartulaire de l'hôtel de ville de Limoges. Il est au nombre des consuls devant lesquels se trouve porté précisément, le 10 octobre 1224, un litige entre Jean, prieur de la Maison-Dieu, d'une part, et Jeanne d'Eymoutiers et le mari de celle-ci Jean de Bourganeuf, de l'autre, au sujet d'une vigne sise au-dessous de La Bregère (2). On relève le nom de Mathieu de Vilayvenc des Taules, parmi ceux des bourgeois compromis dans l'affaire de l'église de Bré et qu'en 1244 ou 1245, les magistrats municipaux sont invités, par une délibération de « l'Hôpital », c'est-à-dire du conseil de la commune, à garder de tout dommage à raison du procès qui leur est intenté à cette occasion (3). Le même Mathieu de Vilayvenc est chargé, au mois de juillet 1244, avec P. d'Egletons et Mathieu Gramavi, d'accommoder un différend entre deux bourgeois (4); il se trouve au nombre des prud'hommes que s'adjoignent les consuls pour un règlement de comptes en 1248 (5). Il n'est plus question de lui à partir de cette date, et il

(1) Jean, prêtre et recteur de la Maison-Dieu, est nommé à un acte du 29 novembre 1217. (Alfred Leroux, *Chartes et chroniques*, p. 66.

(2) Autrefois aux Archives du département de la Haute-Vienne, fonds de La Règle, n° 5937 du classement provisoire; aujourd'hui aux Archives de l'hôpital, IIIe fonds, B, 10. Nous avons publié cette pièce dans nos *Documents relatifs à l'histoire municipale des deux villes de Limoges*, t. I, p. 130 à 132.

(3) Arch. Hôtel de Ville, AA^{1}, fol. 62 v°.

(4) *Ibid.*, fol. 63 r°.

(5) *Ibid.*, fol. 7 v°.

paraît être mort entre 1248 et 1260 (1). Ce fut un notable jouissant de l'estime et de la confiance de ses concitoyens. Ses frères ou ses fils, Jean, Pierre, Humbert et Elie de Vilayvenc jouent à leur tour un certain rôle à Limoges, entre 1220 et 1275. Nous avons vu un J. de Vilayvenc, nommé en 1207.

Nous connaissons également la famille à laquelle appartenait Pascal Chrétien. Le personnage lui-même n'est mentionné, croyons-nous, qu'à l'acte de 1216, où nous l'avons vu figurer avec le titre de baile de la Maison-Dieu, et au contrat de 1253 dont nous parlerons plus loin, où il intervient en qualité de baile de la confrérie du Saint-Esprit (s'il s'agit bien toutefois du même homme ; car il est dit prêtre cette fois). Mais nous trouvons un J. Chrétien, consul ou plutôt ancien consul, nommé en 1274 (2). Enfin, un orfèvre du XIVe siècle, Aymeric Chrétien nous a laissé une œuvre assez intéressante, le buste reliquaire de saint Ferréol, qui porte sa signature et est conservé dans l'église de Nexon (Haute-Vienne).

La confrérie du Saint-Esprit existait-elle dès la fin du XIIe siècle et avait-elle participé à la fondation de la léproserie ? Nous ne pouvons l'affirmer, bien que le fait ne paraisse pas invraisemblable, et, dans ce cas, se trouverait confirmée la prétention des « bonnes gens de Limoges » d'avoir contribué à cette création. Néanmoins, nous n'avons pas trouvé, on l'a vu, cette confrérie mentionnée avant 1206. A cette date, elle est déjà associée à l'œuvre charitable à laquelle président les évêques de Limoges. Le prélat ou le dignitaire ecclésiastique, entre les mains duquel le chef du diocèse a remis la haute direction de la léproserie, demeure « le seigneur et la tête » de la maison, pour employer les expressions mêmes du recteur Etienne ; mais les détails de l'administration, la perception des revenus, la gestion des biens paraissent dévolus aux membres de l'association du Saint-Esprit, pleins de zèle pour l'œuvre bienfaisante entreprise par Gérald du Cher, et uniquement animés des sentiments d'affection et de charité auxquels du reste rend justice Etienne d'Excideuil. Un contrat de vente du mois de décembre 1252 nous montre la confrérie subsistant toujours, et cette fois non plus seulement jointe à la communauté de la Maison-Dieu, mais pour ainsi dire identifiée à l'hôpital. A la date que nous venons de noter, un certain Barthélemy de Drouilles vend — nous citons les propres termes de l'acte — « à la confrérie du Saint-Esprit qui est propre-

(1) Peut-être est-ce le feu Martial de Vilayvenc — *Marciali de Vilaivenc qui fo* — nommé dans un acte de juillet 1262, au même cartulaire, fol. 36 v°.

(2) Arch. Hôtel de Ville, AA[1], fol. 40 v°.

ment la Maison-Dieu du Château de Limoges » (1). D'ordinaire, on aura occasion de le constater plus loin, le vendeur, en semblable cas, investit des droits et rentes cédés le prieur de l'hôpital son fondé de pouvoirs, ou la communauté de la maladrerie elle-même. Cette fois, c'est le baile même de la confrérie, Pascal Chrétien, prêtre, qui représente l'acquéreur et reçoit l'investiture (2).

Il est permis de se demander s'il y a identité entre ce personnage et le bourgeois du même nom, qualifié « baile de la Maison-Dieu », à l'acte de 1216, et à qui sûrement se rapporte le passage déjà plusieurs fois rappelé, de la déclaration du recteur Etienne : rien n'est moins certain. Outre qu'un intervalle de trente-six ans sépare les deux mentions, on remarquera que le personnage figurant au contrat de 1252 est dit « prêtre » ; rien de semblable à celui de 1216. De plus, en 1240 ou 1241, Etienne désigne Pascal Chrétien, comme Mathieu de Vilayvenc, sous la simple dénomination de « bourgeois ». Il se fut certainement servi d'un autre mot si le premier avait été un ecclésiastique.

On pourrait tirer d'autres inductions de cet acte. Pascal Chrétien n'est pas qualifié ici de prêtre de la Maison-Dieu, ni de membre de la communauté de l'établissement. Il semble qu'il agisse en vertu de son seul titre de bayle de la confrérie du Saint-Esprit. C'est un ecclésiastique ; mais on sait que beaucoup de nos confréries du moyen âge ouvraient leur sein indistinctement à des laïques et à des hommes d'église. Faut-il conclure de la vente de 1252 qu'après les actes de violente usurpation commis par les consuls entre 1240 et 1245 et dénoncés par Etienne d'Excideuil, l'hôtel de ville a gardé une sorte de main-mise sur la maladrerie et que les biens de celle-ci sont administrés non plus par le recteur, mais par le bayle ou les bayles de la confrérie du Saint-Esprit. La conclusion nous semblerait excessive : d'autant plus que, de cette période de 1240 à 1252, on possède plusieurs actes dans lesquels la léproserie est représentée par le recteur ou prieur. Nous nous bornons, en conséquence, à constater les termes remarquables du contrat de vente et d'investiture que nous venons de signaler, sans en tirer argument en faveur d'aucune hypothèse.

On ne connaît pas de document où il soit parlé de la confrérie du Saint-Esprit, à Limoges, postérieurement à 1252 et on ignore comment elle s'éteignit. Peut-être, comme d'autres associations

(1) *Confratrie Sancti Spiritus que est domus Dei Leprosorum Castri Lemovicensis.* (Hôpital, IIIe fonds, C 3.)

(2) *Mæstroit Paschalem Christianum, presbiterum bailivum pro tempore dicte confratrie.* (Hôpital, IIIe fonds, C 3.)

non moins intéressantes, fut-elle désorganisée par la guerre qui éclata en 1263 entre le vicomte de Limoges Gui VI et les habitants du Château. Peut-être ne s'éteignit-elle qu'en 1321. Ajoutons qu'un seul hôpital du diocèse fut institué sous la dénomination du Saint-Esprit : la maladrerie de Confolens. Possédait-il une confrérie ? On ne saurait le dire.

VI. — *La communauté de la Maison-Dieu. Prêtres; donats; malades. Recteur, précepteur ou prieur.*

Les lépreux et ceux qui les soignent sont étroitement unis. Prieur ou recteur, chapelain, prêtres, frères et sœurs donnés, malades des deux sexes forment une communauté, une « personne civile » comme on dirait aujourd'hui. Et c'est cette collectivité qui reçoit et donne, vend et achète, délivre et investit. C'est en son nom et pour son compte que se traitent toutes les affaires de la maison.

Le prieur, recteur ou précepteur est le supérieur de l'hôpital : il a une autorité que nul ne conteste, et tout le monde lui est soumis dans la clôture du reclusage. C'est à lui qu'appartiennent la police intérieure et la direction des divers services, la surveillance et l'entretien des bâtiments, le maniement de l'argent, la garde des archives, la conservation des privilèges, les rapports avec les supérieurs ecclésiastiques. Il doit se conformer à certaines règles, observer les coutumes de la Maison-Dieu; car dans ces temps anciens, les règlements résultent beaucoup plus d'usages longtemps suivis que de statuts écrits, et ces derniers ne sont en général autre chose que la formule précise des coutumes jugées à l'expérience les meilleures.

Il ne faut pas voir dans le prieur de la Maison-Dieu, jusqu'au second quart du XIVe siècle, le titulaire d'un bénéfice. C'est le chef de la communauté, le gérant de ses affaires et le directeur de l'hôpital. Il représente l'établissement dans tous les actes et contrats, mais n'agit jamais en son nom propre ; il paraît n'avoir pas d'intérêt spécial, de mense particulière ; on n'aperçoit pas en lui, dans l'exercice extérieur de ses fonctions, de personnalité distincte de celle des autres habitants de l'hôpital, dont il est seulement le fondé de pouvoirs officiel et permanent.

La formule de la donation ou du legs en faveur des établissements charitables est, du reste, fort nette et ne comporte pas de malentendu. Ce n'est plus seulement à Dieu et au patron de la Maison : *Deo et beato Petro, Deo et beato Martiali*... que la libéralité s'adresse ; ce n'est pas au supérieur non plus ; le bienfaiteur donne « au prieur et à l'hôpital », c'est-à-dire à l'établissement et au chef qui personnifie ses droits, souvent à la communauté, aux malades, directement.

Il est intéressant de consulter à ce sujet quelques actes de nos Archives. Voici Bernardet-Elie Amiel qui, en 1217, concèdait la moitié d'un bois « à Dieu et aux pauvres lépreux de la Maison-Dieu » (1). Dans les mêmes termes est stipulé, en 1224, un don de W. de Vioys, de sa femme et de son fils. En 1228, dans un contrat d'acquisition de rente fait par le prieur, il est déclaré que l'acquisition est opérée pour le compte des malades (2). Six ans plus tard Gérald Jayos, bourgeois, vend une vigne à Etienne, recteur de la Maison-Dieu, « pour le compte de la léproserie » (3) ; un chevalier du Château de Limoges, Elie Vigier, et ses fils cèdent en 1234 des rentes sur plusieurs immeubles « au précepteur de la Maison-Dieu, à ladite maison et aux lépreux de l'établissement » (4). Un noble de la paroisse de Fursac, Adémar de Chabannes, reconnaît en 1251 que le prieur de la maladrerie, l'hôpital lui-même et les frères de cet hôpital possèdent une rente au Cluzeau et à Couleyrolles, près Folles (5).

En 1273, le prieur, pour lui et la maladrerie, reçoit un don que fait Etienne Givoartz en considération de son affection pour le prieur, l'hôpital, les pauvres et les ladres (6). La même année, Pierre Textoris, prêtre du faubourg Saint-Gérald, déclare que sa maison est dans la mouvance de Jean, prieur de la Maison-Dieu et de la dite maison (7) ; en 1305, le prieur Pierre agit « pour son compte, pour celui des frères de la maladrerie et pour la maladrerie elle-même » (8) ; une reconnaissance de 1312 énonce que le

(1) *Deo et pauperibus leprosis Domus Dei de Castro Lemovicensi* (Hôp., IIIe fonds, B 10. Publ. par A. Leroux, *Chartes et chroniques*, p. 66).

(2) *Per preceptorem tunc temporis Domus Dei, pro leprosis* (Arch. Hôpital, IIIe fonds, B 7).

(3) *Vendidit Stephano, pro tempore rectori Domus leprosorum, ad opus ejusdem domus (Ibid.*, IIIe fonds, B 6).

(4) *Stephano, Domus Dei leprosorum castri Lemovicensis preceptori, et ipsi domui et leprosis ipsius domus* (*Ibid.*).

(5) *Prior Domus Dei... et ipsa domus et fraters domus ejusdem* (*Ibid.*).

(6) *Johanne, priore, ... pro se et dicta domo... Stephanus, actendens et considerans devocionis et amoris affectum quem habet et habuit... erga; priorem et domos predictos, et egenos et pauperes dicte domus.* (Hôp., IIIe fonds, B 6.)

(7) *Movet de dominio et feodo dicti prioris et Domus Dei predicte.* (Hôp., IIIe fonds, B 6.)

(8) *Pro se et pro fratribus ejusdem domus et pro ipsa domo.* (Hôp., IIIe fonds, B 7.)

prieur Pierre, pour le compte de son hôpital, l'hôpital lui-même et les frères et les malades dudit hôpital, possèdent des redevances sur un certain nombre d'immeubles (1). Nous avons déjà cité la vente consentie en 1206 « au prieur et à la Maison-Dieu des lépreux et à la confrérie du Saint-Esprit de ladite maison » (2).

De même, c'est « au maître et aux frères » de la léproserie de Saint-Jean de Verdun que sont faites les donations en faveur de cet établissement (3). On trouve ailleurs des formules analogues.

Le recteur est parfois assisté d'autres ecclésiastiques de la maison. Ainsi, en 1222, plusieurs frères de la maladrerie, P. d'Autafort, prêtre; P. Jamberii, sous-diacre, sont nommés avec le prieur Jean (4). En 1207, Foucher de Meiras donne aux lépreux la dîme et d'autres redevances qu'il possède dans deux localités, et il les en investit dans la personne du chapelain et d'un autre prêtre de l'établissement (5). Nous avons déjà vu le « baile de la Maison-Dieu » et le « baile de la confrérie du Saint-Esprit » substitués au prieur. Un acte du 29 mai 1301, intéressant à plus d'un titre, énumère un certain nombre de membres de la communauté de la maladrerie concourant à la passation du contrat d'accense d'une maison sise à Limoges dans la rue Mirebeuf. On trouve nommés, à cette pièce, outre le prieur Pierre, Pierre de Lebralhet et Pierre de Saint-Sulpice, prêtres; Jourdain Pignet et le nommé Christianau (6), clercs; Gérald Estevenot et Jean *de Pare*, laïques, « tous frères de la Maison-Dieu » (7). C'est un véritable acte capitulaire. A Saint-Jean de Verdun, dont nous avons déjà parlé, les lépreux souscrivent directement les contrats intéressant la maison (8).

Un certain nombre de prêtres sont attachés à la maison et font partie de la communauté. L'un d'eux, on l'a vu, a le titre de cha-

(1) *Predictus prior, ratione ipsius domus sue, et dicta domus, et fratres et leprosi ipsius domus.* (Hôp., IIIe fonds, B 7.)

(2) Arch. Haute-Vienne, fonds de la Règle, liasse 2120.

(3) Buvigner, *Les Maladreries de la Cité de Verdun.*

(4) Hôp., IIIe fonds, B 10.

(5) *Aus malaptes de la Maijo Dieu... e en vestis los malaptes... en la ma non. J. lo chapela de lo M. D. et Helia le prever.* (A. Leroux, E. Molinier et A. Thomas, *Documents historiques concernant la Marche et le Limousin*, t. I, p. 157.)

(6) Il est possible que Christianau ne soit que le prénom de Jourdain Pignet; toutefois, le mot *clericis* fait entendre qu'il y a deux personnes.

(7) *Petro, priore Domus Dei..., Petro de Lebralhet et Petro de Sancto Sulpicio, presbiteris et Jordano Pinheta, dicto Christianau, clericis; Geraldo Estevenoti et Johanne de Pare, laïcis, fratribus ipsius Domus Dei.* (Hôp. IIIe fonds, B 7.) Une copie donne : *Deodato Yprianau.*

(8) Buvigner, *Les Maladreries de la Cité de Verdun.*

pelain ou curé, et est investi par l'autorité épiscopale de la charge des âmes. Il y eut sans aucun doute un chapelain à la Maison-Dieu dès le début. Peut-être ces fonctions se sont-elles à l'origine confondues avec celles de prieur et l'institution d'un supérieur, à côté et au-dessus du chapelain, ne serait-elle pas antérieure à la nomination de Jean Vatavespres, c'est-à-dire aux premières années du XIIIe siècle. Nous nous expliquerions ainsi cette vacance que signale la déclaration d'Etienne d'Excideuil et durant laquelle des laïques amis de la maison auraient été chargés du soin de ses affaires. L'état de choses qu'il désigne ainsi serait, en réalité, un autre régime qui aurait précédé celui inauguré par l'élection au rectorat de Jean Vatavespres. Le chapelain ne suffisant pas à la double besogne de curé et d'administrateur, se déchargeait, tout en gardant la haute main sur toutes choses, des affaires temporelles extérieures et de certains soins matériels sur les membres de la confrérie du Saint-Esprit, dont le baile a pu être, à certains moments, sous sa direction, le véritable administrateur de l'hôpital.

Y avait-il des lépreux parmi les prêtres des maladreries ? Nous savons que l'ecclésiastique atteint de la maladie devait ne plus célébrer la messe, interrompre son ministère et en référer sans retard à l'évêque ; nous savons aussi que les prêtres lépreux étaient séquestrés comme les autres ; mais nous n'avons pas la certitude que l'autorisation de remplir les fonctions sacerdotales à l'intérieur du reclusage leur fût donnée. Il est pourtant permis de le croire.

La communauté de la Maison-Dieu ne se composait pas seulement des ecclésiastiques attachés à l'établissement et des malades ; les « donats » des deux sexes en faisaient partie.

On désignait sous ce nom plusieurs catégories de personnes attachées aux établissements monastiques et en particulier aux maisons hospitalières : les unes s'étaient offertes avec leurs biens et demeuraient en général jusqu'à leur mort dans les menses occupées par elles et qu'elles continuaient de cultiver ; d'autres s'étaient spontanément vouées au service des lépreux et demeuraient dans la léproserie, ayant une chambre spéciale, mais, en dehors de cette prérogative, vivant de la vie commune ; d'autres se trouvaient hommes de glèbe sur des terres données à la Maison-Dieu et étaient devenus les vassaux ou les serfs de l'hôpital. La catégorie la plus relevée était celle à laquelle on donnait dans certains pays le nom d'*oblats* et qui se composait surtout des enfants remis au prieur par leur famille pour être élevés et attachés à l'hôpital (1).

(1) L'ordre du Saint-Esprit recevait aussi des *Oblats*. On trouve, dans notre précieux cartulaire de Beaulieu, des actes d'oblation d'enfants relatant les formalités de l'oblation.

Ces derniers, comme les oblats des monastères bénédictins, recevaient souvent de l'instruction et étaient promus au sacerdoce. Peut-être un prêtre de la Maison-Dieu de Limoges, qui figure à plusieurs actes et qui est qualifié à l'un d'eux de « donat » de l'hôpital (1), Pierre de Lebralhet, appartenait-il à cette catégorie. L'exemple que nous relevons ici prouve dans tous les cas que cette situation de *donné* n'avait rien d'humiliant et ne constituait pas une infériorité sociale, puisque Lebralhet avait pu soit conserver la qualité et les fonctions de prêtre en devenant *donné*, soit, se trouvant dans cette condition, être néanmoins élevé au ministère sacerdotal.

Nombre de donats étaient de simples serviteurs. Nous ne croyons pas qu'antérieurement à la fin du XIVe siècle, il y ait eu, dans le personnel de la léproserie, des hommes ou femmes à gages. Il est néanmoins, à un document du mois de janvier 1237 v. st. (1238), fait mention de deux « serviteurs » de la Maison-Dieu, témoins à un contrat relatif à une acquisition effectuée pour l'hôpital (2). Plusieurs documents du siècle suivant parlent des « servantes » des lépreux. Ces servantes devaient appartenir à la catégorie des donates. Mais il était, dans le personnel féminin, un emploi plus relevé, une situation à part, celle de ménagère ou maîtresse de maison, *domina*. Il est probable qu'il faut reconnaître une femme de cette catégorie dans la malheureuse brûlée à Uzerche le 13 mai 1321, et que l'intéressante chronique publiée par M. G. de Manteyer qualifie de « *major matrona* » (3). Nous citerons plus loin l'exemple de femmes chargées de la direction du ménage dans certaines petites communautés dépendant de nos hôpitaux, dénommées aux actes *domina* et entourées d'égards particuliers, qui semblent pourtant n'être que de simples *donates*.

Presque toutes les léproseries et un grand nombre d'hôpitaux ordinaires possédaient des communautés de « donnés ». A une liasse des Archives nationales où nous avons trouvé beaucoup d'indications que nous utilisons dans cette étude, il est rappelé qu'il existait dans l'église de Sainte-Marie-Madeleine hors des murs de Chartres, auprès d'un établissement analogue à la Maison-Dieu, une « confrérie de prestres seculiers, appellez Condonnez, vivant en commun, dont l'un estoit nommé prieur et estoit le chef des autres ». On ajoute qu'ils n'avaient pas de costume spécial et qu'ils portaient l'habit ecclésiastique séculier, mais qu'on les tenait

(1) *Petro de Lebrelhet, presbitero, donato Domus Dei Castri Lemovicensis*. (Hôpital, IIIe fonds, B 7.)

(2) Hôpital, IIIe fonds, B 10.

(3) Voir ci-dessus, chapitre II.

pour des religieux à cause de leur genre de vie et parce qu'à la réception de chacun d'eux dans la « confrérie », on récitait certaines oraisons et que le récipiendaire faisait « certain serment de fidélité entre les mains du prieur » (1).

Telle à peu près devait être la communauté de « frères » à qui était confié le service du plus considérable des établissements hospitaliers de Limoges, l'hôpital de Saint-Gérald, fondé en 1158 (*al.* 1154). Nous possédons d'assez nombreux documents sur le régime et l'organisation de cette maison au moyen-âge. Sa communauté offrait ce trait de ressemblance avec la confrérie des Condonnés de Chartres, qu'elle comprenait seulement le personnel des préposés de la maison : les malades ne paraissant y avoir été admis à aucune époque; mais elle en différait en ce que tous ses membres n'étaient pas des prêtres, ni même des clercs : l'élément laïque se trouvait assez largement représenté dans ce corps. Nous ne pouvons pas entrer ici dans les détails de l'organisation de la communauté de Saint-Gérald, dont l'institution fut approuvée et confirmée par plusieurs papes : Adrien IV, Alexandre III, Lucius III, Honorius III. Une bulle de ce dernier, du mois de décembre 1217, dispose que nul ne pourra être admis dans la communauté de Saint-Gérald sans l'assentiment des frères ou de la plus saine partie d'entr'eux; que le prieur sera élu par la communauté, avec l'aveu ou l'approbation de l'évêque; qu'enfin le supérieur de l'établissement ne pourra être choisi que parmi les clercs (2).

Retenons ces trois articles du règlement des frères de l'hospice de Saint-Gérald. Ils étaient certainement en vigueur à la Maison-Dieu. Nous n'avons par malheur rencontré aucun document relatif à l'admission d'un frère ou d'un malade dans cet établissement, avant l'époque où il fut remis à l'abbesse de La Règle. D'autre part, aucune lettre apostolique concernant la Maison-Dieu et antérieure au XIVe siècle n'est mentionnée dans les pièces des archives de cet établissement. Mais il semble bien qu'aucun des prieurs ou recteurs du reclusage n'a été un laïque, et nous voyons, par les déclarations d'Etienne d'Excideuil, auxquelles il faut sans cesse revenir, la communauté consultée quand il s'agit de nommer un prieur. Il dit expressément que Jean Vatavespres occupait ces fonctions « du consentement et de la volonté » (*consensu et voluntate*) des malades et des donats de la maison, et du consentement et de la volonté de l'archidiacre Gui. Quand, après vingt-cinq ans de charge, Jean vient à mourir, ayant enjoint en quelque sorte à

(1) Arch. nationales, S 4847.

(2) Arch. nationales, S 4847, n° 18.

Etienne, « au nom de l'obéissance et de la confraternité et au péril de son âme » d'accepter les fonctions qu'il va laisser vacantes, l'archidiacre se rend à la Maison-Dieu, réunit en sa présence « tous les malades, les donats et les sœurs », et leur fait prêter serment à tous de veiller à la conservation du patrimoine de l'hôpital et d'obéir au nouveau supérieur (1). Il n'est point parlé cette fois de l'assentiment donné par la communauté à la nomination d'Etienne; on peut seulement l'inférer de ce qui précède et de ce qui suit. En effet, sentant à son tour s'épuiser ses forces, le successeur de Jean convoque autour de son lit les malades et les donats de la maison, et leur demande de consentir à ce qu'il pourvoie le reclusage d'un nouveau supérieur — *rogavit quod placeret eis quod ipse ordinaret de rectore*, — et remette la direction à Jean Peyrat. Tous les membres de la communauté sont présents à la réunion ; les uns adhèrent expressément à la proposition d'Etienne ; les autres gardent le silence, mais sans donner aucune marque de désapprobation. En conséquence, le prieur installe, en présence de tous les frères et sans aucune protestation, le nouveau supérieur dans ses fonctions (2).

Il résulte avec évidence de ces divers passages que les malades étaient, au même titre que les donats et que les autres habitants de l'hôpital, membres de la communauté de la Maison-Dieu. C'est à eux, en somme, que s'adressaient les libéralités des bienfaiteurs : ceux-ci avaient uniquement en vue le soulagement des misères physiques et morales des malheureux atteints de la lèpre. Il semblait donc juste, à un temps qui avait à sa façon le respect des droits et la conception de la liberté, que les malades prissent part à l'administration de leur propre patrimoine.

Du régime intérieur de l'établissement, des mesures d'hygiène qui y étaient prises ou recommandées, des soins donnés aux lépreux, à ceux qui, souffrant d'affections moins graves, ou au premier période de la maladie, pouvaient rendre certains services dans l'hôpital, aller mendier au dehors, ou exercer des professions lucratives, comme aux reclus atteints de graves infirmités, aux mutilés, aux alités, nous ne savons absolument rien. Pas un document ne nous fournit un seul trait d'une esquisse dont ce serait ici la place, mais dont nous serions obligé d'emprunter presque tous les éléments à

(1) *Convocatis coram se omnibus infirmis et donatis et sororibus dicte domus, fecit omnes infirmos, donatos et sorores jurare.*

(2) *Quidam concesserunt et alii non contradixerunt... Ipse St. statim, omnibus ipsis presentibus et non contradicentibus, tradidit eidem J. Peyrac, presbitero, dictam curam, et instituit eumdem rectorem.*

notre seule imagination, tout au moins à des analogies rien moins que certaines.

Au XVIe siècle, nous verrons les lépreux, lors de leur admission à la Maison-Dieu, prêter « le serment requis », prendre certains engagements, promettre non seulement d'obéir à la prieure et à ses représentants, mais de « vivre chastement et converser honnestement » avec les autres malades, de ne pas dilapider le patrimoine de l'hôpital, de ne pas garder pour eux les aumônes qu'ils pourront recueillir, mais de les verser à la bourse commune et d'en rendre bon et loyal compte, en un mot de se conformer « aux coutumes dudit prioré ». Ces coutumes, nous les avons déjà trouvées établies dans la première moitié du XIIIe siècle. Nous avons vu tout le personnel du reclusage, la communauté toute entière : malades, frères, donats et sœurs, s'engager par serment à obéir au prieur et à conserver les biens de l'établissement. Nous pouvons donc, malgré l'absence de documents de cette période, avoir une idée assez exacte des « espèces de vœux » que faisaient les membres de la communauté de la Maison-Dieu et que mentionnent Bonaventure de Saint-Amable, Nadaud, Legros et d'autres historiens de seconde main.

Les archives de l'hôpital Saint-Gérald, plus riches, on l'a vu, que celles de nos léproseries, fournissent des documents d'un très vif intérêt sur les donations *de se et suis* faites à l'établissement et sur la condition des donats. Notons un acte par lequel deux frères, Gilles et Bernard d'Arfeuille se donnent eux et leur postérité au grand hôpital de Limoges en 1224. Le prieur leur prescrit de s'établir dans la « maison des pauvres » de Clédat, dans laquelle ils doivent se transporter avec tout ce qu'ils possèdent : linge et vêtements, animaux, ruches à miel, outils agricoles. Le tout deviendra la propriété de la maison; ils en auront seulement l'usage, ainsi que celui des objets qui se trouvent déjà dans le mas et de ceux qui pourront être acquis. Ils en jouiront eux et leur famille en commun avec un prêtre, un clerc et une « dame » chargée de la direction du ménage. Nous dirions aujourd'hui une « maîtresse de maison, une ménagère ». Après le prêtre, auquel sera, s'il est possible, donné une alimentation un peu plus recherchée, la dame et le clerc devront avoir les logements les plus convenables et profiter des petits avantages qui n'entraînent pas de dépense particulière (1).

(1) *Et aliis que sumptus non exigunt* (LEROUX, *Chartes et chroniques*, p. 71, d'après un document de la liasse 7270 des Arch. départementales, auj. à l'Hôpital, IIIe fonds, B 3).

L'acte prévoit le cas où les membres de la petite communauté de Clédat ne pourraient s'entendre ensemble et où la vie commune deviendrait impossible ; le cas où le prieur jugerait nécessaire d'envoyer les deux *donnés* dans un autre domaine de l'hôpital ou de séparer leurs familles en les chargeant chacun d'une exploitation distincte. Nous mentionnons tout spécialement cet acte, qui a été publié par M. Alfred Leroux dans son intéressant recueil : *Chartes et chroniques*, parcequ'il nous paraît renfermer la formule exacte, si l'on peut s'exprimer ainsi, des intéressantes communautés qui essaimaient de nos établissements charitables. Le prieur est le chef de la maison ; il y ordonne toutes choses et aucun des membres du groupe ne doit rien faire de quelque conséquence sans son conseil ou son assentiment. Lui, de son côté, n'arrêtera aucune mesure importante concernant les biens communs sans le conseil ou l'aveu des donats. Et tout, à Clédat, sera commun à ce point que, ni le prêtre ou les autres préposés de Saint-Gérald habitant la maison, ni les donats ou leur famille ne puissent savoir ou dire que quelque chose leur appartient en propre (1).

Nous aurons plus loin à revenir sur la communauté de la Maison-Dieu au cours de la seconde période de son histoire. Nous verrons subsister l'association des malades et la mise en commun de leurs biens ; mais il n'y aura plus alors, à ce qu'il semble, d'ecclésiastiques résidant continuellement dans l'hôpital, plus de prieur, plus de chapelain ; tout au plus un curé habitant la ville, ne partageant ni la vie ni la règle des lépreux. En un mot, la Maison-Dieu nous apparaîtra fort différente de ce que nous venons de la voir.

VII. — *Prieurs et bienfaiteurs. — Libéralités et acquisitions.*

Les chapitres qui précèdent relatent les faits de l'histoire de la maladrerie de la Maison-Dieu jusqu'aux événements de 1321 ; mais cette histoire serait incomplète si nous n'y ajoutions un aperçu chronologique de l'administration des prieurs, des donations reçues et des acquisitions réalisées durant cette période par la plus importante et la plus connue de nos léproseries limousines. La nomen-

(1) *Ad mandatum ejus omnia disponantur, nec ipsi fratres vel sui aliqua digna consilio faciant, sine ejus consilii et assensu. Ipse eciam de bonis communibus nichil agat dignum consilio sine ipsorum fratrum consilio et assensu. Ita erunt omnia communia quod nec sacerdos aut illi qui pro domo Sancti Geraldi morabuntur in domo predicta, nec dicti fratres aut sui scient vel dicent aliquid proprie suum esse.*

clature sera forcément un peu sèche, et nous nous en excusons à l'avance.

De la première période, celle antérieure à l'administration de Jean Valavespres, nous savons fort peu de chose, et c'est à peine s'il subsiste trois ou quatre titres ne fournissant au surplus que d'assez vagues indications. La date d'aucun de ces documents ne remonte jusqu'au XIIe siècle.

Elie Reclus est le premier des prêtres attachés à la Maison-Dieu dont le nom nous soit connu. Il fut institué chapelain ou curé de la léproserie par l'évêque Sébrand Chabot (1), mort en 1198. Il y a sans doute identité entre cet Elie et Elie, prieur de l'établissement avant 1206, mentionné ailleurs (2). Peut être ce personnage est-il celui que nomme le nécrologe de la confrérie de la Courtine (3). Il nous semble plus probable, toutefois, que cette mention se rapporte à Elie II Aimeric, prieur ou recteur en 1241.

Le titre le plus ancien concernant notre maladrerie que possèdent les Archives locales (4) est un acte de vente de cinquante-cinq sous de monnaie limousine, par Pierre Peyrat, bourgeois du Château de Limoges, au prieur et à la Maison-Dieu des lépreux du Château, ainsi qu'à la confrérie du Saint-Esprit de cet hôpital (5). Nous avons déjà signalé ce document, daté de l'an 1206 et où le nom du prieur ne se trouve pas.

Il n'est pas mentionné non plus dans un acte de l'année suivante, le second, dans l'ordre chronologique qui soit relatif à l'établissement. A celui-ci, la présence du prieur n'est même pas énoncée. Un membre de la famille de Meiras, — les de Meiras étaient chevaliers du château de Pierrebuffière, — Foucher donne « aus malaptes de la Maijo Dieu » représentés par J., chapelain de l'hôpital, et Elie, prêtre, ce qu'il possède, dîme et autres droits, au breuil Mauz, et sur la borderie de Combalando. La donation est faite dans la

(1) Déclaration d'Etienne d'Excideuil. Appendice, n° IV.

(2) Arch. Haute-Vienne, fonds de La Règle, 2120 provre.

(3) *Hel. capellanus de Domo Dei.* (Nécrol. de la Courtine, aux Mémoires manuscrits de l'abbé Nadaud, t. V, p. 1 et 367, *Mélanges manuscrits* de l'abbé Legros, t. I, p. 363 et suiv. Bibliothèque de MM. les Sulpiciens du Séminaire de Limoges).

(4) La liève III B 3 des Archives de l'hôpital que nous transcrivons à l'appendice, mentionne un titre de 1202 concernant une maison de la rue Manigne, déchargé d'une rente due à la léproserie, mais il est possible que la date ait été mal lue.

(5) Fonds de La Règle, 2120 provre Cf. LEROUX, MOLINIER et THOMAS, *Documents historiques*, t. I, p. 157.

tour d'Audier Amblart, sous les sceaux des consuls des deux villes de la Cité et du Château.

Le chapelain Jean, — *J. lo chapela de la Maijo Dieu*, — mentionné au titre de 1207, pourrait bien n'être autre que Jean Vatavespres. Celui-ci était déjà, selon toute vraisemblance, prêtre attaché à la léproserie quand l'archidiacre Gui lui remit l'administration de la maison, comme nous l'avons vu plus haut. Nous avons dit que la durée assignée dans sa déclaration par Etienne d'Excideuil, au rectorat de Jean, nous paraît inadmissible et que la mémoire du malade a dû le trahir, si toutefois le scribe n'a pas commis une erreur. Constatons en tous cas que nous rencontrons pour la première fois le nom du prêtre Jean avec le titre de recteur, dans un acte daté du 29 nov. 1217 (1) par lequel il reçoit de Bernard Amiel, pour la maladrerie, le don de la moitié du bois *deu Botardeu*, à certaines conditions, que les malades devront observer pour l'avantage commun (2). En 1217 Jean de Veyrac est encore évêque de Limoges. C'est sous son épiscopat, nous le savons, que Vatavespres a été investi de la charge de supérieur de la maison.

L'année précédente, en 1216, a été conclu un accord entre les lépreux et les Laurier pour terminer un différend relatif à une rente de cinq sols limousins due sur la maison de Saint-Martin. Les malades sont représentés à cet acte par Pascal Chrétien, baile de l'établissement, sans aucune intervention ni mention du recteur. Les Laurier reconnurent devoir la rente, et la Maison-Dieu, de son côté, renonça à réclamer une charge de vin sur leur vigne et abandonna le surplus de ses réclamations (3).

On retrouve, en 1222 et 1224, Jean avec la qualification de prieur de la maladrerie. A la première de ses dates, il est assisté par deux ecclésiastiques de la maison : P. d'Hautefort, prêtre, et P. Jambier, sous-diacre. Il reçoit, en 1224, les libéralités de W. de Vioys, de sa femme Amelia et de leurs fils en faveur des lépreux.

Jean Vatavespres meurt entre 1224 et 1226. Il a pourvu à sa succession pendant sa dernière maladie et enjoint, au nom de la confraternité et de l'obéissance, à un prêtre de la maison d'accepter la charge de recteur. Etienne d'Excideuil, qu'il a choisi, est installé en présence de toute la communauté par l'archidiacre Gui. C'est avant le mois d'octobre ou novembre 1226 qu'il faut placer cette instal-

(1) *Johannes, presbiter et rector domus predicte.* Hop. B 6, 10, publ. par A. Leroux, *Chartes et chroniques*, p. 66.

(2) *Quod predicti leprosi pro communi utilitate observabunt. Ibid.*

(3) Cartulaire du Consulat, à l'Hôtel de ville, fol. 88 v°.

lation, puisqu'à cette date Gui monte sur le siège épiscopal de Limoges.

A un contrat d'acquisition, pour le compte de la Maison-Dieu, de 17 sols 6 deniers de rente, sur un immeuble de Reynaud de Bré, devant les degrés du Queyroix de Saint-Pierre (1), le supérieur de la léproserie porte le titre de précepteur, souvent donné aux administrateurs des établissements de charité; mais son nom n'est pas prononcé (2).

Le 29 juin 1230, Etienne est mentionné pour la première fois, avec cette qualification de précepteur, à un acte d'achat de rente. La situation de la maison doit être prospère à cette date; car les prix ont une certaine importance. La léproserie verse notamment, à Geoffroi et à Pierre du Peyrat son frère, une somme de 500 sols pour prix d'une reconnaissance de 20 sols de cens et 12 deniers d'accapt sur un jardin ou culture (3) — *villare* — dans la mouvance des vigiers, officiers de justice du vicomte de Limoges. Une acquisition plus considérable est faite, encore par Etienne d'Excideuil, à la date du 27 mai 1234, de Gérald Jayos, au prix de cinq mille et cinquante sous de monnaie limousine. Il s'agit d'une vigne et d'un pressoir situés à proximité de la Maison-Dieu, au bord du chemin qui se dirige vers le Sault Gayfier (4). Un des témoins est Jean, chapelain de l'hôpital. Ce doit être Jean Trélin, qui a été, nous le savons par le témoignage d'Etienne d'Excideuil lui-même, investi, sur la proposition de ce dernier, de la cure de la Maison-Dieu, par l'évêque Gui de Cluzeau.

Sous l'administration d'Etienne, au mois de janvier 1237 v. st. (1238), fut terminé par une transaction un différend assez sérieux entre le recteur ou prieur de la Maison-Dieu et le précepteur de la maison du Temple du Palais. Ce dernier avait, sur leurs propres instances, acheté d'Adémar de Gain, leur seigneur, deux frères serfs, G. de Poi-Olzil et B. Vis, avec les tènements qu'ils cultivaient. Ces hommes lui avaient promis une somme de 34 livres pour le déterminer à cette acquisition. Ils ne tinrent pas leur engagement, et la vente fut annulée. Le précepteur, qui avait eu à supporter les frais de cette vente et ceux nécessaires pour sa résiliation, réclama

(1) *Ante gradus de Quadruvio.*

(2) *Preceptorem tunc temporis Domus Dei.* Acte donné sous le sceau d'Aimeric Tranchelion. (Hôpital, III B 7. *Vidimus* de 1312.)

(3) En sol vigayral. (Hôp., III B 6.)

(4) *Vendidit Stephano, pro tempore rectori domus leprosorum ejusdem Castri... Johannes capellanus ejusdem domus leprosorum.* (Arch. Hôpital, III B 6.)

à ces deux frères, qui étaient devenus probablement par suite d'une donation faite à la Maison-Dieu ou d'une acquisition opérée par celle-ci, les hommes de la maladrerie, des dommages-intérêts. Il demandait de plus qu'on fît partir ces deux frères et d'autres colons placés par le prieur de la léproserie dans le manse du Châtenet ou de Beauvoir (ou Bellevue), appartenant à la Maison-Dieu, mais dépendant de la paroisse du Palais, qui était de la juridiction du Temple; assurant que ces colons étaient atteints de la lèpre : ce que niait absolument le prieur (1). Seulement, par la substitution de ces nouveaux habitants aux héritiers du manse, — *heredibus mansi*, — le Temple pouvait perdre sa juridiction ecclésiastique sur ce lieu. Il fut convenu que, pendant un délai de quatre ans, les hommes du Châtenet demeureraient soumis au chapelain de la Maison-Dieu, tant pour l'administration des sacrements que pour la sépulture. Passé ce délai ils redevenaient les hommes du précepteur (2).

Etienne obtint, en 1240, de l'abbé de Saint-Martin, Pierre de La Meyze, l'autorisation de lever et faire lever annuellement les rentes dues à l'hôpital dans le bourg de Saint-Martin. L'acte, qui est daté du 20 novembre, est passé dans la maison d'un habitant du bourg (3).

Un acte du 18 juillet de la même année constate une nouvelle acquisition faite par Etienne. Elie Vigier, chevalier du Château de Limoges et ses fils Elie et Guillaume, damoiseaux, vendirent au précepteur, à la Maison-Dieu et aux lépreux de l'établissement, des rentes sur plusieurs maisons du faubourg Saint-Gérald, sises notamment devant le cimetière et dans la grande rue qui va dans la direction de la porte de Pichevache (*sic*) (4).

Bien qu'à une certaine époque les vicomtes de Limoges se soient donnés comme les fondateurs de la léproserie du Château, nous n'avons pu retrouver nulle part la trace de leurs libéralités. Les comtes de la Marche figurèrent au nombre des bienfaiteurs de la

(1) *Petebat amoveri de manso de Chastanet, quod est ejusdem prioris, sito in parrochia de Palacio S. et P. deu Valat et alios ibidem habitantes, quos idem prior ibidem posuerat, quia dicebat* (le précepteur) *eos esse morbo lepre infectos ; dicto priore penitus hoc negante.*

(2) Hôpital, III, B 5. Publ. par A. Leroux, *Chartes, chroniques et mémoriaux.* (Tulle, Crauffon, 1886, p. 76, 77.)

(3) *In domo P. Malveszi, sita in dicto vico.* (Arch. Haute-Vienne, 2499.)

(4) Hôp., III B 6.

Maison-Dieu ; mais ce fut pour ainsi dire par un effet de la volonté d'autrui qu'ils furent amenés à s'occuper de cette maison. Le titre qui atteste la concession obtenue d'eux par la maladrerie mérite l'attention des personnes curieuses des particularités de l'histoire limousine. Le comte de La Marche semble, au cours des dernières années du XIIe siècle et des premières du suivant, avoir été mêlé, sans que nous puissons bien nous rendre compte des circonstances de cette immixtion, à plusieurs événements notables des annales de notre ville. L'intérêt qu'Hugues de Lusignan accorde, en 1219, à ces énigmatiques Banclatgiers, dont l'imprudence a causé la chute d'une portion du rempart au moment même où se reconstruit la ceinture fortifiée du Château (1), le bannissement d'un bourgeois, la menace adressée par le comte aux consuls, de leur faire payer cher cette mesure, nous ont toujours semblé les trop vagues données d'un petit problème qui mériterait d'être éclairci. Mais ce n'est pas ici le lieu de le traiter : d'autant qu'il ne paraît pas avoir de rapport avec le fait qui nous occupe. Voici le peu que nous savons des rapports du comte de la Marche avec la Maison-Dieu.

Hugues IX, mort en 1219, avait donné — ou vendu — à un certain P. Mathieu, habitant de Limoges à ce qu'il semble, un droit d'une obole sur chaque livre de monnaie frappée par le comte de la Marche. Il n'y avait là rien d'extraordinaire. On constate que certaines familles de bourgeoisie limousine sont en possession, vers la même époque, d'opérer, sur la monnaie de Limoges, de semblables prélèvements. P. Mathieu abandonna ce droit, avec le consentement du comte, au prieur, à la communauté et aux malades de la Maison-Dieu. La perception de cet obole donna sans doute lieu à quelque difficulté après la mort d'Hugues IX. Le différend fut terminé en 1247 par un accord aux termes duquel « le prieur, les frères et les lépreux » furent confirmés dans leur droit de prélever une obole sur chaque livre grosse de monnaie marchoise. Toutefois, il fut dit que ce droit s'exercerait seulement sur les espèces fabriquées dans les domaines propres à Hugues X et ayant appartenu à son père : la concession ne devant pas s'étendre à la monnaie d'Angoulême, et d'autre part, les bénéficiaires de cette obole ayant l'obligation de donner au garde de la Monnaie du comte douze deniers par jour toutes les fois que dans la journée il aura été fabriqué plus de vingt-cinq livres grosses de ces espèces. Sous ses réserves, Hugues, comte d'Angoulême, fils de Hugues X, appose son sceau à l'acte. Cette concession dut être rachetée ou

(1) Duplès-Agier, *Chronique de Saint-Martial*, p. 194.

annulée peu après ; car on n'en relève mention dans aucun document postérieur (1).

Etienne d'Excideuil mourut, suivant l'abbé Legros, avant le 27 décembre 1240 (2). On trouve son nom au nécrologe de la confrérie de la Courtine, où il est qualifié « précepteur de la Maison-Dieu » et où est mentionnée, avec deux autres des supérieurs de l'établissement, une certaine Valentine de la Maison-Dieu, qui peut être soit une sœur donate, soit une lépreuse (3).

On a vu quels évènements avaient marqué les derniers jours d'Etienne et troublé la tranquille existence de la Maison-Dieu. Fidèle aux recommandations de Jean Valavespres, qui l'avait adjuré de ne pas désigner pour lui succéder un habitant du château et de confier plutôt sa charge à un ânier de l'établissement, le recteur, se sentant gravement malade, avait convoqué autour de son lit de douleur les donats et les lépreux et les avait priés d'accepter un supérieur de *sa main*. Le prêtre Jeau du Peyrat, proposé par lui, avait été en fonctions sans qu'aucune voix se fût élevé contre cette désignation ; mais un habitant de la maison, un lépreux sans doute, Etienne Pioncelot, qui exerçait la profession de cordonnier, adressa à ce sujet une protestation aux consuls du Château, ou peut-être, gagné par eux, consentit-il à servir leurs desseins. Quoiqu'il en soit, il déclara à la communauté de la Maison-Dieu qu'il s'opposait, au nom des magistrats municipaux, à l'installation de Jean du Peyrat. Nous ne savons si sa voix rencontra beaucoup d'écho parmi les hôtes de l'établissement et quelle fut l'attitude de ceux-ci. Bientôt après, les consuls eux-mêmes se rendirent à la maladrerie. Ils prirent possession de l'hôpital, arrachèrent des mains d'Etienne d'Excideuil la clé du coffre où étaient déposés les

(1) *Super questione oboli quem Prior et fratres Domus Dei leprosorum Lemovicensis et ipsi leprosi petebant in qualibet libra monete nostre, racione donacionis olim, ut dicebant, eis facte a Petro Mathei, de consensu clare memorie domini genitoris nostri et nostro (qui genitor noster eidem P. Mathei eundem obolum donaverat, ut dicebant), nos et ipsi Prior et fratres et leprosi, pacem fecimus in hunc modum : quod eis concessimus perpetuo unum obolum percipiendum in qualibet grossa libra nostre monete que fabricabitur in terra nostra et domini genitoris nostri tantummodo*, etc. (A. Leroux, E. Molinier et A. Thomas : *Documents historiques*, t. I, p. 172, 173.)

(2) *Tables chronologiques ecclésiastiques*, manuscrit de la bibliothèque des Sulpiciens de Limoges.

(3) *Valentina de Domo Dei*. Mélanges manuscrits de Legros, t. I, p. 363 et suiv.

titres de la maison, le dépouillèrent de son argent et des objets précieux qu'il possédait et nommèrent de leur autorité aux fonctions de recteur un certain Pierre d'Egletons à qui ils remirent, malgré les protestations du pauvre malade, les privilèges et les archives de l'hôpital, les bijoux et les fonds trouvés par eux (1).

Nous ignorons ce qui se passa alors. L'autorité ecclésiastique dut intervenir. Il est probable que, pour parvenir à amener la conciliation, il fut décidé que le supérieur désigné par Etienne d'Excideuil et celui institué par les consuls ne seraient ni l'un ni l'autre maintenus en fonctions. Il est certain que nous ne trouvons nulle part Pierre d'Egletons mentionné avec la qualification de recteur ou prieur de la Maison-Dieu. Même constatation pour Jean de Peyrat, qui meurt en 1253 après avoir fait un legs de trois deniers à tout ecclésiastique qui assisterait à ses obsèques et est simplement qualifié « prêtre » (2).

Dès 1241, Elie Aymeric est mentionné comme investi de la charge de prieur de la Maison-Dieu des lépreux (3).

Beaucoup de testaments du XIIIe siècle, dont plusieurs nous ont été intégralement conservés, contiennent des legs au profit des lépreux de notre établissement. C'est Jean Botin ou Bouty, qui laisse à la maison dix sous de rente pour la célébration de son anniversaire (4); c'est Mathieu de Drouilles qui, vers 1250, fait aux ladres de la Maison-Dieu une libéralité analogue (5).

La léproserie devait avoir reçu un legs important de son ancien recteur Jean du Peyrat, qui y fonda un anniversaire le jour de la fête de saint Léonard et disposa que le prieur de la maison devrait remettre trois deniers à tout prêtre de la communauté de Saint-Martial assistant en surplis à ce service, et aux diacres, un denier. Elie Aimeric, à qui fut sans doute délivré le legs de J. du Peyrat, dut donner à la communauté une caution; il hypothéqua à cet effet la rente de vingt-cinq sous que le prieuré possédait sur la maison des Coraus, rue Manigne et sur un autre immeuble, rue Mirebeuf (6).

(1) Déclaration d'Etienne d'Excideuil, pièce n° IV de l'appendice.
(2) Arch. Haute-Vienne, liasse 5781, n° provisoire.
(3) Hôpital, III, B 10.
(4) Hôpital, III, B 6.
(5) Hôpital, III, B 6.
(6) *Obligavit eisdem presbiteris viginti quinque solidos Lemovicensis monete quos idem prior habet renduales in domo Geraldi Coraus qui alio nomine vocatur Andreas Coraus, sita in carreria de Manhania... obligavit etiam domum que fuit a la Girrarola sitam in carreria de Mayrabuou,* Hôpital, III, B 6.

L'évêque Aymeric de la Serre de Malemort, le riche prélat dont le testament, daté du 27 mars 1263, est un des documents les plus intéressants de cette époque, fait un legs assez important, vingt-cinq livres à la maladrerie de la Maison-Dieu en vue de la fondation d'un anniversaire pour lui et son oncle; il laisse de plus cent sols destinés à acquitter la dépense d'un repas — *unam refectionem* — pour les frères et les malades (1). Un de ses successeurs, Gilbert de Malemort, lègue aux lépreux de chacune des deux infirmeries de la Cité et du Château une certaine somme pour leur réfection d'un jour. Cette somme leur est délivrée en 1295 par un des exécuteurs du prélat, le chantre Gérald d'Escorailles (?). On a déja parlé d'une libéralité de Pierre de Saint-Paul, prêtre, ordonnant de donner deux deniers à chaque malade de l'un et de l'autre établissement, sauf toutefois à ceux qui exercent un métier, *exceptis artificibus*.

Aelis, fille d'Elie de Razès, avait fait don à la léproserie de dix sous de rente sur les domaines de Couleyrolles et du Cluzeau, paroisse de Folles. Le paiement de cette rente fut pendant assez longtemps refusé par ses héritiers. Au mois de juin 1251, le représentant de la donatrice, Adémar de Chabannes, se décide à reconnaître sa dette, qui s'élève à ce moment à sept livres et demie, compose avec Elie Aymeric et assigne en paiement une rente perpétuelle, de deux setiers seigle (2). Le même supérieur, toujours qualifié de prieur (3), acheta la même année au mois de mai, de Barthélemy de Drouilles, Audier Ytier et Jean du Peyrat, exécuteurs testamentaires de Mathieu de Drouilles, huit sous de rente sur des maisons sises au faubourg de Saint-Gérald, le long du fossé du Château, entre les portes de Pichevache et de Bancléger, tout auprès, à ce qu'il semble, des immeubles sur lesquels la maison possédait déjà des revenus en vertu d'un contrat de 1240. Il est à noter que, peu de mois auparavant, les mêmes exécuteurs avaient vendu diverses rentes dans le même quartier à la confrérie du

(1) *Lego domui leprosorum Lemovicensium viginti quinque libras ad emendos redditus ad opus anniversarii pro anima mea et domini avunculi mei faciendi, et centum solidos ad unam refectionem fratrum et leprosorum ipsius loci* (*Bull. Soc. arch. du Limousin,* tome V, p. 132). Ce passage a bien trait à la Maison-Dieu, puisque un autre legs pour les lépreux de la Cité se trouve à un codicille (*ibid.* p. 136).

(2) Hôpital, III, B 6.

(3) *Helias Aymericz, priors de la Maijio Dieu deu Lebros de Lemotges. Ib.*, III, B 6.

Saint-Esprit de la Maison-Dieu (1). D'autres acquisitions furent effectuées en 1253 (1 *bis*).

A cette année 1253 se rapporte une sentence de l'official de Limoges rendue en faveur de la Maison-Dieu contre Jacques Nègre, bourgeois du Château, qui avait émis une prétention nous révélant un curieux trait de mœurs. Nègre devait à la maison la dîme de sa vigne du Clos des Barresi; mais à l'en croire, le prieur était tenu par contre de lui donner, chaque année, cinq sous pour être distribués par lui-même aux lépreux, à l'époque des Rogations (2). Le réclamant ne put établir son droit et fut condamné.

Les documents concernant l'administration d'Elie Aymeric ne sont pas rares. Nous en avons déjà mentionné quelques-uns. Au mois de novembre 1253, le prieur achète, au prix de soixante-deux sous, qui proviennent de la rente léguée par Jean Bouty et dont il a probablement touché depuis peu les arrérages, cinq sous de rente sur une maison sise place Saint-Gérald et que Jean de Ciroilh tient de la Maison-Dieu. Il est déjà dû à l'établissement, sur cet immeuble, un cens de 18 deniers et 3 oboles d'accapt (3). En février 1255 il acquiert, en vue de l'anniversaire de Pierre Bouty, deux sous de rente sur la maison d'Elie de Puymarot, à proximité des précédents, au prix de 28 sous 2 deniers provenant d'une rente de 10 sous sur une culture d'Elie Bouillon, à La Font-Charlet (4).

Nous ignorons à quelle date Elie fut remplacé par un autre prieur, et si Jean, que l'abbé Legros a trouvé en charge en avril 1269 (5), avait été son successeur direct. Peut-être entre le décès ou la démission de l'un et l'entrée en charge de l'autre, le priorat demeura-t-il un certain temps sans titulaire. En 1262, Martial de Compreignac, chapelain de la Maison-Dieu, *rector capellanie Domus Dei Leprosorum*, reçoit au nom du prieur une reconnaissance (6). Notons cette dénomination de *rector capellanie* appliquée au cha-

(1) Hôpital, III, C 3.

(1 *bis*) *Ibid.*, III, B 6.

(2) *Ipse prior debebat sibi reddere annuatim quinque solidos quos in diebus Rogationum ipse burgensis debebat distribuere inter leprosos.* (Hôp. III, B 12).

(3) Hôpital, III, B 6.

(4) *Ibid.*, *Documents historiques*, publ. par MM. Leroux, Molinier et Thomas, t. I, p. 176, 177.

(5) *Tables chronol. ecclésiastiques.*

(6) Hôpital, III, B 11.

pelain. Le titre de *rector*, réservé aux curés, n'est plus donné au supérieur de l'hôpital, qui désormais est dans tous les actes appelé « prieur ».

Jean reçoit, comme ses prédécesseurs de nombreuses libéralités. Guillaume Audoin, prêtre, donne au mois de juin 1272 au prieur, à ses successeurs et à l'hôpital, la dîme sur toute sa vigne du Sault Guayfier, voisine de l'établissement (1). Le 24 décembre 1273, Etienne Giroartz, fils émancipé de Jean Giroartz, bourgeois du Château, se décide, en considération de l'affection et du dévouement qu'il porte au prieur, à la maison et aux pauvres de l'hôpital et à cause des bons offices et des marques de bonté qu'ils lui ont données, à constituer à leur profit une rente de cinq sous sur sa maison, vigne et pressoir, près la Maison-Dieu et le Sault Guayfier (2).

Plusieurs autres contrats se rapportant à l'administration du prieur Jean II nous ont été conservés : l'un daté du 19 mars 1273 v. st. (1274) contient la reconnaissance par Pierre Textoris, prêtre du faubourg Saint-Gérald, que la maison habitée par lui auprès du cimetière de cette paroisse, est d'ancienne date dans la mouvance et seigneurie du prieur et de la Maison-Dieu (3). C'est probablement un des immeubles dont on a parlé plus haut.

On relève le nom de Jean II, *Johannes, prior Domus Dei Lemovicensis*, avec la date de 1285, au nécrologe de la Confrérie de La Courtine; c'est probablement cette mention qu'a connue l'abbé Legros, et d'après laquelle il a indiqué ce prieur comme décédé à la date de 1285. Pierre des Moulins lui succéda ; on le trouve mentionné en 1287. Ce sont des reconnaissances plus que des donations que nous fournit cette période; mais elles sont souvent destinées à mettre fin à des procès et à des difficultés de toutes sortes. Au mois de février 1288 v. st. (1289), Aymeric Tranchelion confesse, pour terminer un différend avec la léproserie, qu'une maison placée « au devant des degrès du Queyroix où on vend les pains, entre la maison de Pierre Arloin et celle de Laurent Sudour » (4), laquelle doit un cens à lui et à ses prédécesseurs, a

(1) Hôp., III, B 6.

(2) *Actendens et considerans devocionis et amoris affectum quem habet et habuit temporibus retroactis erga priorem et domum predictos et egenos et pauperes dicte domus et eciam servicia et honores ab eisdem sibi exhibitos.* (Hôp., III, B 6).

(3) *Movet de dominio et feodo dicti prioris et domus Dei ab antiquo* (Hôp., III, B 6).

(4) *Ante gradus de Quadruvio, ubi panes venduntur, inter domum Petri Arloyni et domum Laurentii Sutoris.* (Hôp., III, B 6). Pierre Arloin figure dans le procès de la commune du Château avec la vicomtesse.

d'ancienne date pour seigneur et propriétaire foncier le prieur en charge de la Maison-Dieu. La même année ou l'année précédente, le curé de Lubersac déclare que son église et le curé chargé de l'administration de la paroisse, doivent deux sous de rente à la léproserie et qu'à chaque changement de prieur comme à chaque changement de curé, ils sont tenus de payer un droit d'accapt, à raison de la rente de quatre setiers de seigle, donnés sur la dîme de Lubersac à l'église du lieu par feu Arnaud Trotier, diacre, jadis frère de la maladrerie (1). A un autre contrat du mois de janv. 1290 v. st. (1291), Pierre *Sapientis* Grasseteau et sa femme, « l'Andrienne », héritière de Pierre Textoris, reconnaissent que les prédécesseurs du prieur — appelé ici Pierre dit *Migos* — sont seigneurs fonciers de leur maison sise près le Queyroix de Saint-Pierre, depuis si longtemps qu'il n'y a pas souvenir du contraire (2). Jean Aubert, qui vient (mai 1292) d'acheter un étal où on vend le pain, établi auprès des bancs charniers du marché, confesse que le prieur est seigneur foncier de cet étal (3). Une sentence de l'évêque Girbert (Gilbert de Malemort) termine le 29 juillet 1292 un différend relatif à la vigne de Pierre Audoin sise au territoire des Arènes, entre la maladrerie et Jean Germain, curé des églises unies de Saint-Michel-des-Lions et des Arènes (4). En 1296, à la suite de difficultés sur lesquelles nous n'avons pas de détails, Jean Aubert, acquéreur du banc « panneret » dont nous avons parlé un peu plus haut (5), est condamné par l'official à se dévêtir de cet étal, à en investir le prieur qui le réinvestira à son tour sous réserve du paiement d'un cens annuel de cinq sous.

Nous avons déjà mentionné un contrat passé devant l'official, le 28 avril 1301, et auquel le prieur Pierre comparaît assisté de deux prêtres, de deux clercs et de deux laïques, tous frères de la Maison-Dieu. Il s'agit d'une maison de la rue de Mirebœuf, appartenant au prieuré, confrontant à une autre maison lui appartenant aussi et formant l'encoignure de la rue Saint-Nicolas. Cet immeuble qui a besoin de réparations a été accensé à Jacques du Colombier

(1) *Arnaudo Trotier, dyacono jam deffuncto, quondam fratre dicte domus.* (Hôp., III, B 6).

(2) *Fuerunt domini fundales ipsius domine per tantum tempus quod de contrario memoria non existit.* (Hôp., III, B 6).

(3) Hôp., III, B 6.

(4) *Johannem Germani, rectorem ecclesiarum Sancti Michaelis de Leonibus et de Arenis.* (Hôp., III, B 6).

(5) *Scannum, stallum seu bancum panaretz, in quo venduntur panes juxta scanna charnarretz* (Hôp., III, B 6).

et à Marie « Colombieyra », sa femme, moyennant quarante sous de cens et un droit de mutation. De plus les preneurs ont pour « entrage » — *pro intragio* (1) — payé dix-neuf livres afin d'acquérir des rentes au profit de l'hôpital. Les membres de la communauté déclarent qu'ils approuvent les conventions et promettent de ne pas y contrevenir. L'official constate que tout a été fait au mieux des intérêts de la Maison-Dieu, et le prieur déclare de son côté que la somme versée a été employée pour l'utilité de leur établissement (2).

L'hôpital paraît avoir fait plusieurs acquisitions successives sur la vigne du territoire du Sault Guayfier, dont Guillaume Andoin a donné, en 1272, la dîme à la léproserie. Ce clos appartient en 1302 à Jean Martial ou Demartial le jeune, qui outre la seigneurie foncière et l'accapt, y perçoit une redevance de trois setiers de froment : le tout est vendu en janvier 1301 v. st. (1302) au prieur et à la Maison-Dieu, au prix de dix-neuf livres tournois (3).

En 1301 et 1303, le prêtre Pierre de Lebralhet, donat de la Maison-Dieu (4) et procureur du prieur, reçoit plusieurs reconnaissances. En 1316 André Jay agit comme fondé de pouvoirs du prieur des frères prêcheurs et du prieur de la Maison-Dieu (5). Les deux premiers actes ont trait à une redevance de quatre sous de cens due par Pierre Sireuil dit Samson, et assise sur des maisons du faubourg Saint-Gérald ; l'autre à un arrangement avec Martine, veuve de Jean Lo Morgue, au sujet des arrérages d'une rente de trois sous dus sur deux emplacements de la rue Vieille-Monnaie. L'acte de 1316, dont la dernière partie est illisible, a trait à des conventions entre Jay et les exécuteurs de Jean Martial l'aîné. Il y est parlé d'une rente de trois sous qui est vendue à ces derniers et probablement cédée ensuite au procureur des dominicains et des lépreux pour l'acquit d'un legs.

Le recueil de nos chartes de donations et d'achat est fort incomplet et nous ne connaissons l'origine que d'une partie des possessions et revenus de la Maison-Dieu. Ainsi, dès 1257, elle a des tenanciers du côté de Chinchauveau et de Louyat. Dès avant cette

(1) Le mot s'est conservé dans les baillettes de nos métayers.

(2) *Et sciendum quod dicti fratres promiserunt se non venturos contra premissa prestitis juramentis. Et tam ipse prior quam dicti fratres recognoverunt predicta esse facta et dictam pecuniam fuisse conversam in utilitatem dicte Domus Dei.* (Hôpital, III, B 7).

(3) Hôpital, III, B 7.

(4) Hôpital, III, B 7.

(5) Hôpital, III, B 7.

époque plusieurs immeubles de la rue Manigne relèvent du prieur, mais nous n'avons rencontré qu'un seul document s'y rapportant. La liève de la fin du XVIe siècle que nous donnons à l'appendice (1) mentionne une reconnaissance en 1275, de cinquante sous de rente et de sixdeniers et six sous d'accapt sur l'ancien clos des Alexandre au faubourg Manigne; une autre en 1285, de dix sous decens sur unemaison et four au Verdurier, et plusieurs autres sans date relatives à des maisons sises des rues du Clocher, Ferrerie, des Arènes, d'Eygoulène, Boucherie. De tous ces droits fonciers, de toutes ces rentes, nous ne trouvons pas dans nos archives les actes de concession ou d'achat primitif, comme nous trouvons ceux d'une partie des immeubles et redevances assis dans le faubourg Saint-Gérald, dans les rue Mirebœuf, du Clocher, Ferrerie, Boucherie, etc. De même, nous ne savons rien de la constitution première du domaine immédiat de la maladrerie qui comprenait, outre les bâtiments, un enclos, des prés, des terres, des vignes, ni des circonstances dans lesquelles elle a acquis des propriétés et redevances en dehors de la ville de Limoges et de sa banlieue.

Du mois de février 1305, nous avons un accord entre l'hôpital et Martial Manhbert, clerc. Celui-ci possède, dans la rue Manigne, une maison sur laquelle Gérald Jayos a légué à la maladrerie une rente de dix-huit deniers; Manhbert réclame par contre à la Maison-Dieu une redevance de quatre sols sur un immeuble de sa mouvance sis devant le cimetière de Saint-Pierre (2).

Une des pièces les plus intéressantes des archives de la Maison-Dieu est un acte du mois de juillet 1312, dans lequel Alexandre des Bancs, le jeune, donne le détail des trente-quatre sous de rente et trente-quatre deniers d'accapt dus par lui à la maladrerie sur un certain nombre de fonds et de bâtiments du faubourg de Saint-Gérald (3). Nous n'en donnons pas le détail, qui serait fastidieux.

Pierre des Moulins est encore à la tête de la léproserie le 25 juin 1317. A cette date Jeanne Deyritz, dite d'Augères, veuve de Gérald le Fogassier, et ses deux filles, confessent devoir à la Maison-Dieu huit sous de rente sur une maison de la rue Mirebeuf, contigue à celle qui a appartenu au nommé *Domingo* et est maintenant à Guillaume de Balaro (4).

C'est postérieurement au 25 juin 1317 que Guillaume Boniface succéda à Pierre des Moulins dans la charge de prieur. Il était

(1) Voyez appendice, n° X.
(2) Hôpital, III, B 7.
(3) Hôpital, III, B 7.
(4) Hôpital, III, B 7.

vraisemblablement en fonctions lors des barbares mesures adoptées en 1321-1322 à l'égard des lépreux. Sans doute il protesta; mais ses réclamations, pas plus que les actes qui purent les accompagner n'ont laissé trace nulle part. Il paraît certain que les droits particuliers du prieur, que nous avons vu jusqu'ici étroitement unis, confondus même avec ceux des malades et de la maison, furent déterminés à cette occasion, et sauvegardés, du moins après la fin de la période durant laquelle les biens de l'hôpital furent saisis et administrés par les officiers du roi. Cette période ne fut pas de longue durée; car dès le carême de l'année 1323 (1) un document nous montre le prieur ayant repris possession de l'administration et donnant l'investiture à Mathieu Le Bloy, qui a acheté au prix de douze livres, de Pierre Pozi, une maison de la rue du Puits Saint-Pierre-du-Queyroix, mouvant de la maladrerie. En 1325, des lettres du commissaire délégué pour la levée des droits de nouveaux acquêts mentionnent des acquisitions faites par le même prieur, notamment une rente sur l'infirmerie de La Meyze et une autre sur celle de La Barrière, cédées par Guillaume de La Mothe et Gui Foucher, damoiseaux (2). En janvier 1328 (v. st.) 1329, Martial de Soubrevas achète de Symon de Thiviers (*de Tiberio*), prêtre, une rente sur une maison rue Ferrerie et le vendeur s'oblige à le faire investir par le seigneur foncier, qui est le prieur de la Maison-Dieu (3). Le nom de prieur n'est malheureusement prononcé dans aucun de ses actes; mais une pièce du fonds de la Règle, aux Archives du département, le nomme à la date de 1327 (4).

Quinze ans plus tard, Guillaume est toujours en charge. En 1342, Perrot Boniface, fondé de pouvoirs de « discrète personne Guillaume Boniface, prieur de la Maison-Dieu » (5) reçoit de Jean La Chardadie et de Jeanne, sa sœur, l'aveu qu'ils tiennent de son mandant leur maison de Saint-Gérald, près le fossé de Pichevache. L'année d'après, c'est-à-dire en 1343, Jean Martial ou Demartial fait un échange avec Mautet le Pérolier ; il cède à celui-ci ses droits sur une maison de la rue Saint-Nicolas. Le même prieur intervient pour approuver et confirmer le dévestissement de Mar-

(1) Le vendredi après *Reminiscere* 1322 (Hôpital, III, B 8).

(2) *Super infirmaria de La Meyza, super infirmaria de Barriera* (Hôpital, III, B 2), publié par A. Leroux dans ses *Chartes, Chroniques et Mémoriaux*, Tulle, Crauffon, 1886, p. 122, 123.

(3) Hôpital, III, B 8.

(4) La Règle, n° prov. 859.

(5) *Procurator discreti viri Guillelmi Bonifacii, prioris domus Dei* (Hôpital, III, B 8).

tial et l'investiture de Mautet (1). C'est la dernière fois que nous ayons rencontré le nom de Guillaume Boniface, et nous ne connaissons pas de texte de date plus récente où il soit fait mention de ce prieur de la Maison-Dieu.

Il n'est pas inutile de faire remarquer que, dans les derniers actes que nous avons notés, il n'est plus dit que le prieur agit pour l'établissement ou pour les malades. Il semble agir en vertu de son seul droit et dans son intérêt propre. Peut-être nous trompons-nous, mais il semble qu'à ce moment et selon toute probabilité à la suite des évènements de 1321, un nouveau régime ait été institué ; ou bien une mense priorale fut créée avec une dotation particulière, prélevée sur le patrimoine de la maison ; ou bien les revenus de l'hôpital furent abandonnés au titulaire du prieuré, qui les administra et les perçut sans le concours de l'ancienne communauté supprimée, ayant en retour à supporter des charges déterminées. L'une et l'autre de ces hypothèses peuvent être émises avec une égale vraisemblance.

VIII. — *Union du prieuré de la Maison-Dieu à l'abbaye de La Règle*

Les lépreux du diocèse de Limoges, comme ceux de plusieurs provinces voisines, avaient été, on l'a vu, condamnés au dernier supplice sur une accusation qui pouvait n'être pas absolument imaginaire ; toutefois, il semble à peu près certain que les victimes de cette atroce persécution étaient pour la plupart innocentes des crimes qui leur furent imputés. Nous avons dit qu'on possède fort peu de renseignements sur les exécutions barbares provoquées par l'opinion publique, sanctionnées et généralisées par l'autorité royale. Les choses se passèrent-elles à Limoges comme à Uzerche ? Il est permis de le supposer, en s'étonnant de ne pas trouver de traces plus profondes de semblables événements, de ne pas rencontrer, tout au moins, plus de renseignements relatifs aux mesures adoptées en vue de la conservation et de l'utilisation du patrimoine des maladreries.

L'emprisonnement des malades, le séquestre mis sur les biens de la Maison-Dieu portèrent un coup funeste à la prospérité de l'hôpital fondé par Gérald du Cher. La communauté, telle que nous l'avons vue constituée un siècle auparavant, paraît s'être dissoute. A partir de cette époque, il n'est plus question des donats.

(1) *Guillelmus Bonifacii, prior Domus Dei..., dominus fundalis dicte domus* (Hôpital, III, B 8).

Furent-ils renvoyés et remis en possession de leurs biens ? Passèrent-ils au service d'autres établissements ? Nous ne saurions le dire. Nombre de redevances se perdirent. La continuation, quelques années encore, d'un aussi pitoyable état de choses, aurait eu sans nul doute pour conséquence la ruine complète de l'œuvre de la piété et de la charité de six générations. Il fallait aviser. C'est alors, s'il faut en croire certaines indications relevées dans une procédure du XVIe siècle, que l'abbesse du monastère bénédictin de Notre-Dame de La Règle, — un des plus anciens de la contrée puisque la chronique de l'Astronome signale l'existence de cette maison religieuse dès le temps de l'empereur Louis le Débonnaire (1), — offrit, moyennant l'union à son abbaye du titre et des biens du prieuré de la Maison-Dieu, d'entretenir la léproserie, d'y nourrir treize malades et de distribuer chaque vendredi l'aumône aux pauvres suivant l'usage (2).

La proposition fut acceptée. Il n'est même pas impossible que l'évêque eût pris l'initiative et proposé cette union au roi. S'il est vrai qu'on n'eût fait grâce qu'aux femmes et aux enfants des lépreux de Limoges, on s'explique fort bien le choix de la supérieure d'une communauté de religieuses pour lui remettre le gouvernement de cette pauvre colonie de veuves et d'orphelins. Une bulle du Saint-Siège consacra cette mesure. Nous n'avons pu, malgré nos recherches, découvrir l'original, le texte tout au moins de ces lettres apostoliques. On ne peut guère révoquer en doute leur existence et il semble bien établi que l'abbaye de Notre-Dame de La Règle fut mise en possession de la Maison-Dieu par un acte du souverain Pontife. Mais cet acte n'est pas toujours attribué au même pape et placé à la même date. C'est ainsi qu'il est dit, à une pièce provenant du monastère, que l'abbesse « a besoin de faire rechercher dans les archives publiques et privées une bulle du pape Clément IV, de l'année mil six cens vingt neuf » (3) : il s'agit ici de notre bulle ; il n'y a pas à en douter. Seulement, Clément IV était mort en 1268, c'est-à-dire très longtemps avant l'union ; et en 1629, le trône pontifical n'était pas occupé par un Clément. Il y a là une double erreur : de personne et de date.

(1) DUCHESNE, *Historiens de France,* t. II, p. 293.

(2) Arch. Hôpital de Limoges, III, H 25. Suivant la version, la pièce à laquelle nous empruntons ce passage, et qui émane de l'abbesse, fait agir celle-ci, dans cette occurrence, en vertu de son prétendu titre de prieure de la Maison-Dieu.

(3) Requête du 1er juillet 1676. (Arch. Haute-Vienne : La Règle, liasse 3648 prov.)

S'agit-il de Clément V, comme l'indiquent plusieurs pièces de procédure du XVIIe siècle, entre autres un mémoire imprimé dont nous aurons à citer plus loin des passages et qui date la pièce de 1309 ? (1), Clément V ne garda le siège d'Avignon que du 5 juin 1305 au 20 avril 1314. Il mourut sept ans avant les tragiques scènes de 1321 et il n'est pas vraisemblable que la maladrerie du Château de Limoges ait été remise à l'abbesse de La Règle avant les événements. Les avocats du monastère racontent bien dans leurs mémoires contre l'ordre de Saint-Lazare et contre les administrateurs de l'Hôpital général de Limoges, qu'à son passage à Limoges, les 20-23 avril 1306, Clément V, qui avait célébré pontificalement la messe dans l'église de La Règle, avait pu se rendre compte de l'état d'abandon où se trouvait la Maison-Dieu et concevoir dès lors la pensée de l'union qu'il avait réalisée quatre ans plus tard (2). Mais nous ne comprendrions en aucune façon cette mesure à la date de 1309. Et puis comment expliquer, si l'union a été opérée dès cette époque, que, postérieurement au 26 juin 1317, Pierre Des Moulins, prieur de la léproserie, ait été remplacé par un autre prieur, Guillaume Boniface, alors qu'aux termes du décret apostolique, le titre aurait dû, au décès ou à la résignation du prieur en fonctions lors de la promulgation de la bulle, appartenir à l'abbesse ?

Ce que nous avons de plus complet et de plus précis touchant cette bulle est une analyse de son contenu, qu'on trouve dans les productions d'un long procès dont nous aurons à parler plus loin, entre l'abbesse de La Règle et les chevaliers de Saint-Lazare. Cette analyse est ainsi conçue :

« Bulle de Clément, Avignon, 11 des calendes d'octobre, an IVe du Pontificat, obtenue par Marie, abbesse de La Règle, portant union, audit monastère, du prieuré de la Maison-Dieu, estant à la collation du Sr Evesque de Limoges, et d'une chappelle y mentionnée, aveq tous les droits et appartenances, en sorte qu'après la demission ou deceds des prieur dudit prieuré et chappelain de ladite chappelle qui estoient lors, l'abbesse et ladite abbaye seroient en possession d'iceux et de leurs dépendances de plain droit, pour en demeurer en possession et en employer les revenus pour la nourriture et vestement d'elle et des religieuses dudit monastère, et subvenir aux charges de la mense abbatiale et dudit monastère » (3).

(1) Arch. Hôpital, B 538.
(2) Arch. Hôpital, B 538.
(3) Arch. nationales, S 4847.

Il n'est pas question ici des charges particulières de l'union et des obligations contractées par l'abbaye à l'égard des malades de la Maison-Dieu ; mais on ne peut douter que la bulle n'en fît mention. L'analyse que nous fournit notre procédure est donnée par l'abbesse à l'appui de certaines réclamations, et celle-ci a pris seulement à la lettre pontificale ce dont le monastère pouvait avoir besoin pour appuyer ses droits et justifier ses prétentions.

Les indications que fournit l'analyse transcrite ci-dessus (à la réserve du nom de l'abbesse, comme on le verra plus bas), ne donnent lieu à aucune objection. La bulle ne saurait émaner de Clément V, mort en 1314, bien avant les mesures de rigueur prises à l'égard des lépreux en Limousin et ailleurs, ni de Clément VII (Robert de Genève), élu seulement en 1378. Elle a été expédiée sans nul doute par Clément VI. C'est du reste à celui-ci que l'attribue le grand *Pouillé* du diocèse, de l'abbé Nadaud (1), qui fixe la date de ce document « vers 1349 ». Notre compatriote Clément VI avait été élevé au suprême pontificat le 7 mai 1342. Ce serait donc exactement le 21 septembre 1345 qu'aurait été donnée la bulle d'union.

La fixation de cette date est importante pour l'histoire de la Maison-Dieu. On ne connaît pas, en effet, avant 1350 une seule pièce dans laquelle la léproserie soit donnée comme relevant de l'abbaye de la Règle. Il n'existe même aucune trace de rapport d'une nature quelconque entre le vieux monastère et le petit hôpital. Tout ce qui a été raconté à ce sujet, a été écrit et sans nul doute imaginé à une époque beaucoup plus rapprochée de nous. Par contre, tous les documents postérieurs au milieu du XIVe siècle attestent que l'abbaye est en possession des biens de la maison et gouverne celle-ci.

L'abbesse de La Règle est appelée Marie au résumé qu'on a trouvé plus haut de la bulle de 1345. Or, en 1345, la communauté avait à sa tête Denise de La Roche, qui, d'après le *Gallia christiana nova*, aurait occupé le siège abbatial jusqu'en 1351. Elle aurait succédé, en 1344, à Marie des Allois. Elle fut remplacée, toujours d'après le *Gallia*, par Marguerite des Allois, qu'on trouve en 1354. Marguerite et Marie des Allois pourraient bien n'être qu'une seule et même personne. L'histoire du monastère est, du reste, il faut le rappeler, très imparfaitement connue et pleine d'obscurités.

L'abbé Nadaud assure que l'abbesse de la Règle prenait la qualité de prieure de la Maison-Dieu en 1376 et « y tenoit un prêtre,

(1) Ed. par A. Lecler, tome LIII du *Bulletin de la Société archéologique et historique du Limousin*, p. 187.

décoré du titre de prieur, pour gouverner l'établissement » (1). La supérieure de La Règle, en effet, pourvut dès cette époque, selon toute vraisemblance, à la chapellenie ou cure de Sainte-Madeleine ; mais le curé nommé par elle pour administrer les sacrements aux hôtes de la maladrerie et aux autres ouailles composant le troupeau dont il avait la charge, fut-il jamais investi de la gestion des biens du prieuré et du gouvernement des malades ? Nous hésitons fort à le croire. Quant au titre du prieuré de la Maison-Dieu, il fut presque constamment porté soit par l'abbesse elle-même, soit par une de ses religieuses qu'elle en investit.

On rencontre peu de documents relatifs à la prise de possession par l'abbesse de La Règle de la léproserie du Château de Limoges. Peut-être la mise à exécution de la bulle de Clément VI rencontra-t-elle des difficultés : les consuls et la population, notamment, durent tenter d'y mettre obstacle. Quoi qu'il en soit, il est un fait que nous devons constater : vingt-sept années s'écoulent sans qu'aucune pièce de nos archives ne mentionne l'exercice, par la nouvelle titulaire, de ses droits sur l'hôpital des lépreux et son patrimoine. Et il semble résulter des premiers documents ayant trait à l'administration de l'abbaye qui nous aient été conservés, que toutes les difficultés ne sont pas aplanies, ce laps de temps passé. La procédure du XVIIe siècle, à laquelle nous avons déjà emprunté plus d'un renseignement, mentionne deux sentences rendues à cette époque par le juge du Château et se rapportant aux droits de l'abbaye sur l'hôpital. Toutes deux sont en faveur de Marie de La Jugie, qui gouverne alors le monastère, et maintiennent la titulaire de la noble abbaye, en sa qualité de prieure de la Maison-Dieu (2), dans la jouissance des rentes dues à cet établissement : le premier de ces jugements est du mardi après la Saint-Pierre-aux-Liens (4 août) 1377 ; le second, du samedi après la fête de Saint-Gérald 1379 (15 octobre) (3). Un peu plus tard, un acte des archives de l'hôpital nous montre la même percevant, à titre de prieure, de Guillaume Barthélemy, peintre du château de Limoges, un droit de mutation sur un immeuble de la rue Mirebœuf, dont l'hôpital est seigneur-foncier et dont la subhastation a été ordonnée en

(1) Ed. Lecler, p. 187. L'auteur du *Pouillé* distingue très bien le prieuré de la cure.

(2) *Maria, abbatissa monasterii Beate Marie de Regula, priorissaque prioratus Domus Dei.*

(3) Arch. Hôpital, B 578.

1385 (1). En 1395, la « priouressa de La Meygo Dieu » lève plusieurs cens et rentes sur des maisons du canton de Lansecot.

On ne trouve trace d'aucune opposition de la part du prieur et du chapelain de la maladrerie, dont la bulle de 1345 avait expressément réservé les droits, leur vie durant, et il ne paraît pas qu'ils aient soulevé aucune difficulté à la nouvelle administration. Peut-être Guillaume Boniface, qui était depuis plus de trente ans déjà titulaire du prieuré lorsque l'hôpital fut remis à la Règle, mourut-il peu après l'union ou consentit-il à se démettre. L'acte de 1343, mentionné au chapitre précédent, est le dernier document qui fasse mention de lui.

Le milieu du XIVe siècle est rempli, en Limousin, d'agitations, de désordres et de guerres. La maladrerie placée dans la banlieue de la ville, éloignée de la protection de ses tours, subit sans nul doute le contre-coup de ces évènements. Au cours de trois ou quatre années, les environs de la capitale de la province furent sans cesse parcourus par les troupes : août 1370, une petite armée française vint planter la bannière de Charles V devant les murs de la Cité et, grâce à la connivence de l'évêque Jean de Cros, entra sans coup férir dans la vieille ville ; quelques semaines plus tard, les troupes du Prince Noir, accouru pour châtier la trahison du prélat et des habitants, se logèrent dans les faubourgs et la banlieue et se répandirent ensuite dans une partie de la province. Un peu plus tard, le maréchal de Sancerre, Me de Culant et bien d'autres parcoururent tous les environs.

Tous les bourgs et châteaux des alentours furent successivement occupés par les soldats de l'un et de l'autre parti. Ce n'est donc pas seulement à la négligence ou à la parcimonie de l'abbesse de La Règle qu'est imputable l'état de ruine dans lequel nous est représentée la léproserie dans les dernières années du XIVe siècle. La guerre a passé par là et y a laissé de douloureuses traces. Toutes les misères qui lui font cortège se sont abattues sur le pays. Le monastère de La Règle a, du reste, lui-même été fort éprouvé. Les Anglais n'ont pas épargné ses bâtiments, lors du sac de la Cité ; ses religieuses ont été outragées, brutalement dispersées. Peut-être est-ce à cette époque que l'abbesse se réfugia avec quelques-unes de ses filles dans ce qui reste des constructions de la Maison-Dieu. Le souvenir de ce séjour, qui est attesté par des témoins en 1399 (2), sera probablement le point de départ de la légende attribuant à

(1) Registre des pauvres.

(2) *Vidit predecessorem domine abbatisse ibidem morari cum certis monialibus.*

une abbesse la fondation de la léproserie. Seulement l'annaliste fera remonter à trois siècles en arrière un fait qui ne date que de 1370 et, l'entourant à plaisir de circonstances romanesques, montrera la noble dame atteinte de la lèpre, ainsi que plusieurs religieuses, consacrant avec elles au soin des malheureux infectés du même mal ce qui leur reste de force et de vie.

Il résulte de fragments fort intéressants de procédures dont nous devons la conservation à l'abbé Nadaud, qu'en 1399 les bâtiments de la Maison-Dieu se trouvaient dans le plus pitoyable état. Depuis longtemps on ne pourvoyait plus à leur entretien. Les constructions étaient considérables. Outre des logements convenables pour de nombreux malades, elles comprenaient des salles communes, réfectoire et autres, un appartement pour le prieur, d'autres pour les prêtres attachés à la maison — on en avait compté jusqu'à quatre — de « bonnes » chambres destinées aux donats, aux sœurs donates qui servaient les lépreux et les malades, toutes les dépendances en un mot d'un hôpital d'une certaine importance (1). Les témoins affirmaient avoir vu l'établissement prospère et fonctionnant à la satisfaction de tout le monde. Les ressources à ce moment étaient abondantes. La dîme seule des vins ne donnait pas moins de cent muids et le prieuré valait trois cents francs.

Cinquante ans après la remise de la léproserie à l'abbesse de La Règle, il ne restait plus dans la maison que deux pauvres et aucun prêtre n'y habitait. La Maison-Dieu offrait l'image de la pauvreté et de l'abandon. Les constructions tombaient littéralement en ruines (2).

Les consuls, qui se disaient les patrons de l'établissement et assuraient que celui-ci avait été fondé par les « bonnes gens » de la ville et grâce à leurs libéralités (3), intentèrent devant le juge du Château, — leur propre juge, choisi et institué par eux, rendant la justice en leur nom — un procès à l'abbaye de la Règle. Ils demandaient que l'administration des revenus de la léproserie leur fût restituée ou tout au moins que la supérieure du grand monastère de la Cité, au lieu de les appliquer à son usage et à celui de sa

(1) *Leprosi, ibidem affluentes, habebant bonas cameras et comedebant in communi... donate habebant bonas cameras...*

(2) *Iste locus non repararetur pro duodecim centum franchis : nec fieret quatuordecim mille.* Nadaud, *Mél. manusc.* III, 361.

(3) *Audivit dici quod dictus locus fuit edifficatus per bonas gentes castri Lemovicensis et per ipsos dotatus.*

communauté, les rendit à leur véritable destination et les employat au soulagement des pauvres malades.

Les documents recueillis par l'abbé Nadaud et copiés par Legros ne nous font pas connaître l'issue du procès. Il est fort possible que la demande des magistrats municipaux n'ait pas eu de suites en justice : tout au moins n'en trouve-t-on pas trace. Mais il se pourrait aussi que l'évêque eut été amené à intervenir. Plusieurs registres du fonds de l'évêché, aux Archives de la Haute-Vienne, font en effet mention de l'action intentée à l'abbaye de La Règle par les consuls et résument le sentimentde ceux-ci, rappelant « que, en ladite Maison-Dieu, il y soloyt avoyr ung prieur qui gouvernoyt les pouvres et les alimentoyt » (1). Mais ces dires se rapportent évidemment à l'état de choses antérieur à 1321. Il y est aussi énoncé, on l'a vu plus haut, que le corps de ville de Limoges revendiquait le patronage de l'hôpital de l'église appelée « la Basilique », qui y était attenante et qu'il croyait en conséquence de son devoir d'empêcher la ruine de la maison et de pourvoir aux intérêts et aux besoins des pauvres recueillis dans cet établissement (2). Cette prétention au patronage de la léproserie ne dut pas passer sans protestation de la part du prélat qui administrait alors le diocèse. Comment l'évêque Bernard de Bonneval se substitua-t-il aux consuls du Château, nous l'ignorons; mais nous le trouvons dès l'année suivante, 1400, admonestant Jeanne de Rochechouart, alors supérieure du monastère, au sujet de l'état d'abandon où était tombé la Maison-Dieu (3). Un différend au sujet du droit de visite de l'hôpital de l'évêque se greffa sur cepremier désaccord. L'abbesse Jeanne obtint du souverain pontife un bref étendant aux obédiences de l'abbaye et aux bénéfices unis l'exemption dont jouissait le monastère (27 juin 1403). Mise en demeure d'employer les revenus de l'établissement d'une façon plus conforme aux intentions des fondateurs et donateurs, l'abbesse tint, dans une certaine mesure, compte de ces injonctions. Quelques réparations furent effectuées aux bâtiments, et on reçut quelques malades. Nous verrons qu'en

(1) Arch. Haute-Vienne. Evêché : reg. *Ac singularem*, fol. 22.

(2) *Occasione Domus Dei sive hospitalis et cujusdam ecclesie vocate basilice eidem hospitali contigua, cujus dicti consules erant patroni : ob quod desiderabant ipsius hospitalis ruine obviare et pauperibus ibidem de gentibus providere, etc.* (Arch. Haute-Vienne, Evêché : reg. *Tuæ hodie*, fol. 31.) Remarquons ce nom de *basilica* donné à l'église de la léproserie du Château et rappelons qu'on le trouve appliqué, au XIIe siècle, à la chapelle de l'hôpital Saint-Gérald.

(3) Arch. Haute-Vienne, Evêché : reg. *Ac singularem*, fol. 87.

1468 ceux-ci étaient au nombre de treize (1), c'est le chiffre que fournissent plusieurs documents. Nous avons dit qu'il avait été fixé, d'après la déclaration même de l'abbesse de La Règle lors de l'union du prieuré à son abbaye.

IX. — *Les lépreux à partir du XIVe siècle. — Communauté ; syndic ; admissions ; vœux ; comment on sortait des léproseries.*

Les mesures d'extermination poursuivies contre les lépreux avaient complètement détruit l'ancienne organisation de la maladrerie du Château de Limoges. La communauté de la Maison-Dieu devait avoir perdu la plupart de ses membres. Si nous en croyons en effet le témoignage du manuscrit de l'hôtel-de-ville de Cahors, relatif aux exécutions dont notre diocèse fut alors le théâtre, tous les habitants de nos léproseries, à l'exception des femmes enceintes et des petits enfants, auraient été livrés au bûcher. Il fallut donc qu'une nouvelle génération eut grandi avant que la vie intérieure du vieil hôpital pût reprendre son activité et sa physionomie d'autrefois, et la collectivité de ses habitants retrouver une certaine autonomie.

Entre le moment où les exécutions prirent fin et celui où la maison fut remise à l'abbesse de La Règle, il dut s'écouler un assez grand nombre d'années. Sur cette période de transition, durant laquelle la léproserie demeura administrée par les officiers du roi, ou fut peut être placée soit sous la main du consulat soit sous celle de l'évêque, on ne trouve aucun éclaircissement, aucune indication : on ne sait rien.

Quand l'établissement eut recommencé à fonctionner dans des conditions normales sous l'obéissance de l'abbesse, la communauté de la Maison-Dieu se reforma. Toutefois elle semble n'avoir plus compris de prêtres à partir de cette époque. Il n'y en eut plus, certainement, au XVe siècle. Les fonctions de chapelain ou curé existaient toujours ; elles avaient un titulaire nommé par la prieure ; toutefois ce chapelain n'habitait plus la maison. Les *donnés* n'avaient pas disparu complètement : mais ils étaient uniquement représentés par deux ou trois femmes, désignées dans les actes sous la dénomination de « servantes des lépreux ». Ces femmes constituaient avec les malades et leur famille, toute la population de l'hôpital : elles faisaient partie de la communauté au même titre que les anciennes donnates.

(1) Arch. Haute-Vienne, Evêché : reg. *Ac singularem*, fol.

Le temps est passé où le supérieur de l'hôpital : recteur, précepteur ou prieur, vivait au milieu des lépreux, tout au moins auprès d'eux, dirigeant toutes choses, présidant à tous les détails de la vie intérieure, maintenant dans la maison par sa seule présence la discipline et les bonnes mœurs. La prieure, renfermée dans le grand monastère construit à l'ombre de la cathédrale, n'a que des rapports indirects avec les habitants de la maladrerie, sauf au cours des années qui suivirent le sac de la Cité nous avons parlé plus haut du séjour possible, vraisemblable, de Marie de La Jugie à la Maison-Dieu après 1370. Elle ne semble, à aucune époque, y avoir résidé, même momentanément. Si elle conserve la haute main sur l'administration de l'hôpital, il n'y a plus, entr'elle et les pauvres mézeaux, le lien de communauté de vie et de règle, la « fraternité » qui existait entre les anciens prieurs et leur petit troupeau. Le titre du prieuré, au surplus, est presque toujours conservé par l'abbesse de La Règle elle-même, et lorsque celle-ci, pour des raisons particulières, investit de ce bénéfice une des religieuses de sa communauté, rien n'est modifié dans les relations entre l'abbaye et la Maison-Dieu. La titulaire demeure dans son couvent, derrière les grilles de sa clôture, ne connaissant parfois ni la léproserie ni les malades, se désintéressant des questions de régime intérieur et de police que jadis le prieur étudiait par lui-même et savait trancher, se bornant enfin à passer, dans le parloir de l'abbaye, les contrats nécessaires à l'administration des biens, et à y recevoir les comptes de son homme d'affaires.

A cet état de choses les malades gagnèrent en indépendance ce qu'ils perdirent en soins et en affection. Livrés à eux-mêmes, dans une certaine mesure tout au moins, ils choisirent, parmi les habitants de la maison, un syndic pour administrer leurs biens communs, répartir entr'eux les pensions, subsides et aumônes reçus par la maison, les représenter enfin dans tous les actes où pouvaient se trouver en jeu les intérêts spéciaux de leur collectivité, et c'était bien souvent que les habitants de la Maison-Dieu avaient à défendre ces intérêts contre « Madame », Il n'est pas douteux que ce syndic n'eût une certaine autorité dans l'établissement et ne fût chargé de la police intérieure.

Nous ne saurions dire à quelle époque les malades constituèrent pour la première fois un syndic, ni dans quelle forme ce délégué était choisi. On peut supposer qu'élu par la petite communauté de la Maison-Dieu, il devait obtenir l'agrément de la prieure. Les noms de quelques-uns de ces modestes administrateurs, dont l'existence est mentionnée à des documents de 1498 et de 1512 (1), nous ont été conservés. Nous relevons dans nos notes ceux de François Fermy, qualifié le 14 mars (1528 v. st.) 1529 « sindic des pauvres ladres de la Maison-Dieu » ; de Bajon ou Bayon, 13 décembre 1585, de Jean Pilhon, 5 février 1586 (2), de Martial Mélier ou Meslier dit Le Biron, en 1660, 1661 (3).

Au xve siècle, nous n'avons nulle part rencontré cette dénomination de syndic ; mais à plusieurs actes il est fait mention d'un « receveur des aumônes » destinées à la Maison-Dieu, et ce receveur remplit une partie au moins des fonctions que nous trouvons plus tard dévolues au syndic; seulement il paraît n'être pas toujours pris dans le sein même de la communauté. Mais nous pouvons constater l'existence et le fonctionnement de cette communauté elle-même, son intervention dans les affaires de la maladrerie, son droit reconnu de les traiter, sans l'immixtion des officiers ou procureurs de l'abbesse, au moins dans la plupart des cas. Les registres de minutes de nos notaires en font foi.

Un long instrument de procédure, qui abonde en précieux renseignements de toute sorte, nous fournit l'analyse de l'acte même de la nomination d'un des « receveurs » dont nous parlions plus haut. Voici le texte de cet extrait :

« Acte du dixiesme novembre mil quatre cens quatre-vingt-deux, par lequel Thomas Queyroltz, Guillaume Veauce, Jean Voluchety, Rigault Mayet (4), Jean Laurens, Léger Pelerin, Jean Bartholomy, Thomasse Pelerine, Guillemette Picarde, et Petronille Forestiere, pauvres lépreux et lépreuses de la léproserie de Limoges, ont esleu, comme ils avoient faict auparavant, Pierre deu Pueyt, autrement dit Rabau; manouvrier de Limoges, pour leur receveur des aumosnes qui leur seroient faictes : lequel a juré de bien et fidellement servir et rendre compte » (5).

(1) Entre le syndic des pauvres ladres de la ladrerie ou Maison-Dieu de Limoges et Jean du Peyrat, élu, etc., (Hôpital, III, B 8). *Syndicos pauperum Domus Dei* (Hôpital, III, B 2). L'acte porte : *Domus Dei civitatis*, sans doute parce que la Maison-Dieu dépendait alors de La Règle et que ce monastère était situé dans la Cité.

(2) Arch. nationales, S 4847, n° 19. — xviie siècle.

(3) *Ibid.*

(4) C'est le *Mayetus Rigault, leprosus,* que nous voyons, en 1484, faire un prêt d'argent à un cultivateur du Mas-Blanquet. (Arch. Haute-Vienne, notaires, 5354).

(5) Arch. nationales, S 4847, n° 19. Nous avons retrouvé la minute même de cet acte au registre du notaire Brevis, n° 5354 prov. des Archives de la Haute-Vienne, fol. 205 r°. Nous la donnons à l'appendice, n° V.

Ces mots : « comme ils avoient faict auparavant », prouvent que l'élection dont nous venons de donner le procès-verbal abrégé, a lieu en vertu d'un usage établi et que les lépreux sont déjà en possession du droit de nommer eux-mêmes leur receveur, qui s'oblige à rendre compte de sa gestion à ses mandants. Ce receveur n'appartient pas, on le voit, à la communauté de la maladrerie.

Nous avons montré, durant la première période de l'histoire de la Maison-Dieu, les actes relatifs à la léproserie souscrits tantôt par le prieur ou un autre représentant attitré de la communauté, tantôt par la communauté elle-même ou tout au moins une partie de ses membres, présents au contrat. On trouve des exemples de faits analogues après la remise de la maladrerie à l'abbesse de La Règle. Si par exemple, en 1561, le syndic des « pauvres ladres » poursuit seul contre la prieure l'exécution de réparations urgentes aux bâtiments (1), plusieurs textes du siècle précédent montrent, comparaissant aux actes et stipulant personnellement, la collectivité même des habitants de l'hôpital, les chefs de famille tout au moins. Ainsi, en 1472, « Pierre Hilaire, Thomas Queyrols, Jean Davino (2) et Jean Mougy, pauvres lépreux, faisans pour eux et les autres lépreux absens », reçoivent délivrance d'une pièce de terre léguée par Pierre Brugière, manouvrier du lieu de la Maison-Dieu aux malades de l'infirmerie « pour avoir part à leurs prières » (3). La procédure déjà signalée nous fournit l'analyse d'un autre contrat, postérieur de trois ans au précédent et où la communauté comparaît plus nombreuse et plus complète :

« Une quittance du dernier novembre mil quatre cent soixante-quinze, passée dans la chapelle de Sainte-Marie-Magdelaine de Limoges, par Mre Bertrand Donati, m^re es arts et bachelier es lois, Mre Antoine Mataudy, prestre, not^re (?), Thomas Queyrolly, Jean Volutely, Leonard Jaboty, Antoine de Beaulieu, Guillemette Picarde (?) et Perrette Mougina, pauvres lépreux de la léproserie et Maison-Dieu de Limoges, et Leonarde Palaza, servante desdits lépreux, pour eux et pour les autres lépreux de la dite léproserie, et pour Jacquette Mouzella, leur autre servante, absente, de la somme de vingt livres par eux receue du sieur abbé et monastere de Saint-Martial, pour employer aux reparations, affaires et besoins de la maison desdits lépreux, à laquelle somme de vingt livres il avoit esté condamné par arrest du parlement, en une cause qu'il avoit eue contre Estienne de Gardia » (4).

(1) Appendice, n° VII.
(2) Nous avons cité plus haut une donation faite par ce lépreux.
(3) Arch. nationales, S 4847, n° 19.
(4) Arch. nat., S 4847, n° 19.

On trouve au même document diverses quittances données à l'abbesse, en tant que prieure de la Maison-Dieu, pour les pensions et les subsistances fournies par elle à la communauté : citons en une émanant, en 1633, de « Leonard et Philippes Boulique, sa femme, et François Noël, pauvres messaux de la maladrerie de la Maison-Dieu, faisant tant pour eux que pour les autres messaux de ladite maison »; une seconde en 1645, de Léonard Fourny (Fermy, Fermin) « pour lui et les autres pauvres »; une troisième de « Martial Meylier dit Biron et de Philippes Boulique, sa femme », en 1656 (1).

A partir de l'union de la Maison-Dieu à La Règle, la distinction entre la mense priorale et la mense conventuelle, qui n'ont fait qu'un seul et même avoir, un patrimoine avant la persécution contre les lépreux, apparaît de la façon la plus évidente. D'un côté l'abbesse-prieure jouit de certains revenus, les perçoit directement, les applique à ses besoins et à ceux du monastère. Elle fournit aux lépreux certaines prestations déterminées, puis elle est quitte vis à vis d'eux, sauf bien entendu les obligations incombant à tout commendataire, à tout titulaire d'un bénéfice avec charges d'âmes en ce qui a trait à la réparation des bâtiments et à l'entretien du service religieux. Par contre une part du patrimoine de l'hôpital paraît avoir été adjugée aux malades, qui en ont l'entière et libre administration. Comme au XIIIe siècle, la communauté de la Maison-Dieu contracte et agit en justice, en son seul nom et pour son compte exclusif.

Il n'est pas impossible, toutefois, que les donations et les aveux ayant été faits, durant la première période de l'histoire de la Maison-Dieu, au profit de l'hôpital, de sa communauté et de ses malades, l'abbesse de La Règle ait quelquefois mis en avant les lépreux et ait fait poursuivre en leur nom la reconnaissance de droits et le recouvrement de redevances appartenant non à la collectivité des mézeaux, mais à la mense priorale. A certains actes, elle intervient au même titre, peut-on croire, que les lépreux ; à d'autres son consentement est mentionné. Toutefois, certains des documents, où il est parlé de cette autorisation, paraissent concerner les seuls malades : par exemple des publications faites à une certaine époque devant le juge de la cour ordinaire de l'abbaye de La Règle, en la Cité, à la requête des habitants de la Maison-Dieu, nommés à l'acte — dont nous ne connaissons pas le texte, — à l'effet d'annoncer « l'adjudication, aux enchères, du bail à rente

(1) Arch. nationales, S 4847, n° 19.

foncière d'une maison appartenant aux malades, et l'offre faite par le dernier enchérisseur de sept livres payables par chascun an ausdits pauvres et à leurs successeurs, à chacune feste de Noël » (1).

Sans que nous en ayons la preuve, nous croyons que, jusqu'à l'abandon de la Maison-Dieu, ses hôtes gardèrent leur organisation et nommèrent un syndic.

Pendant la période au cours de laquelle l'autorité ecclésiastique ou le pouvoir civil prescrivirent la réclusion rigoureuse des lépreux, les obligèrent tout au moins à habiter dans des asiles spéciaux d'où ils ne pouvaient sortir qu'à certaines conditions et moyennant des précautions minutieuses, les communautés de malades n'étaient certainement pas consultées au sujet de l'entrée de nouveaux hôtes dans les léproseries. La constatation de la maladie suffisait pour que le ladre fût admis dans l'établissement ou même y fût séquestré à son corps défendant. Plus tard, quand les pauvres, atteints de différentes affections se rapprochant plus ou moins de la lèpre, sollicitèrent comme une faveur d'être reçus dans ces maisons, l'admission fut prononcée tantôt par la communauté des lépreux eux-mêmes, tantôt — le plus souvent à ce qu'il semble — par l'évêque ou le supérieur de la maladrerie, ou bien encore par les magistrats municipaux, parfois avec le consentement des personnes vivant des ressources de l'établissement.

Nous n'avons trouvé dans aucun acte, antérieurement à la prise de possession de la Maison-Dieu par l'abbaye de La Règle, rien qui ait trait à l'admission d'un malade dans cet établissement. Quant aux prêtres et aux clercs non lépreux, il est vraisemblable qu'aux XIIIe et XIVe siècles tout au moins, les choses se passaient à l'infirmerie de Sainte-Marie-Madeleine comme dans les autres hôpitaux de la ville, notamment à Saint-Gérald, le plus important de tous nos établissements de bienfaisance. Un certain nombre de bulles apostoliques nous font connaître quelques points intéressants du règlement de cette maison. Une lettre d'Honorius III, du mois de décembre 1217, dispose que nul ne sera reçu dans la communauté de Saint-Gérald sans le consentement du chapitre (2). Il devait en être ainsi à la Maison-Dieu. Il faut toutefois remarquer que les pauvres, soignés ou secourus à Saint-Gérald, ne faisaient pas partie, comme les reclus de la léproserie, de la communauté

(1) Arch. nat., S 4847, n° 19.

(2) *Inhibemus ne aliqua persona in vestrum collegium admittatur absque capituli vestri seu majoris aut sanioris partis ipsius consilio et assensu.* (Arch. nat., S 4847, n° 18).

de la maison. La plupart des malades ne se trouvant à Saint-Gérald qu'à titre temporaire, il était tout naturel qu'il en fût ainsi. Les hôtes de la Maison-Dieu y étaient fixés pour toute leur vie. Peut-être furent-ils consultés de bonne heure sur les admissions.

Une fois l'abbesse de La Règle en possession de la Maison-Dieu, elle seule (ou son délégué) a droit d'admettre des malades dans l'établissement. Elle a pris, s'il faut en croire l'acte d'union de 1345, l'engament d'y nourrir treize lépreux (1) et d'y continuer la distribution de certaines aumônes. Ce nombre de treize ne fut certainement pas toujours atteint. En 1399, les consuls, dans la requête dont il a déjà été plusieurs fois question, assurent que deux ladres seulement y trouvent asile à ce moment (2). Nous avons vu que l'autorité ecclésiastique avait, elle aussi, rappelé à l'abbesse de La Règle ses obligations non seulement en ce qui avait trait à l'état des bâtiments et de l'église de la Maison-Dieu et à la discipline de l'hôpital, mais aussi touchant le nombre des habitants de la léproserie. Au xve siècle, ce nombre s'accrut, sans pourtant, semble-t-il, avoir jamais excédé le chiffre que nous avons indiqué plus haut. Il y a treize malades à la Maison-Dieu en 1468 (3). Nous en comptons dix — sept hommes et trois femmes -- à l'acte de nomination du receveur des aumônes, du 10 novembre 1482, mentionné dans ce chapitre. En 1475, un autre acte, également signalé plus haut, nomme quatre lépreux, deux lépreuses et deux servantes; mais il est dit que les comparants agissent tant pour leur compte que pour les autres malades de la Maison-Dieu.

Si le pouvoir laïque ou l'autorité ecclésiastique reprochait parfois à l'abbesse-prieure de n'entretenir dans la maladrerie qu'un nombre d'habitants inférieur à celui qui avait été convenu, la communauté des hôtes de la Maison-Dieu protestait par contre si ce nombre se trouvait dépassé.

Un article du *Pouillé rayé* de Nadaud (4) nous apprend que, sous l'administration de Virgile de Pont-Jarno, abbesse de La Règle, un lépreux du nom de François Marsallot, habitant la maladrerie de Nontron, fut admis au nombre des pensionnaires de la Maison-Dieu. Il voulut s'y installer avec sa famille; mais il éprouva des difficultés de la part des autres malades : ceux-ci trouvaient que les pauvres étrangers que l'abbesse y recevait « tous les jours » — notons ces

(1) Hôpital, H 25.

(2) *Et modo non erant nisi duo pauperes.*

(3) Voy. ci-dessus, p. 92.

(4) *Bulletin de la Société archéologique et historique du Limousin*, tome LIII, p. 137.

mots — rognaient par trop leurs petites prébendes. C'était, du reste, aussi l'avis de Marsallot depuis le jour de son admission, bien entendu : il se permit donc de rappeler à Virgile que le nombre des lépreux de la Maison-Dieu avait été anciennement fixé à treize et qu'il était bien suffisant, eu égard aux maigres ressources de la maison et à l'état de ruine où se trouvaient les bâtiments. L'abbesse accueillit favorablement la requête du nouvel hôte de la maladrerie et promit qu'à l'avenir le nombre de ses pensionnaires ne dépasserait pas le chiffre indiqué. Cet engagement est consigné dans un contrat du notaire Lortcornet, sous la date du 31 mai 1618. Il résulte des indications fournies par cette pièce que, si la conduite et l'administration de Virgile donnèrent lieu à certaines critiques, sa charité du moins était à l'abri de tout reproche. On secourait donc encore à la Maison-Dieu, au commencement du XVIIe siècle, non seulement les lépreux habitant l'hôpital, mais des lépreux externes, des passants. Peut-être y donnait-on encore l'aumône quotidienne d'autrefois, le morceau de pain, *peciam panis*, dont il est parlé au procès de 1399. Nous possédons le texte de plusieurs lettres d'admission de lépreux à la Maison-Dieu, au cours des XVIe et XVIIe siècles. On en trouvera quelques-unes à l'appendice (1). Elles diffèrent peu les unes des autres. Notons-en les traits principaux.

Il fallait qu'il fut constaté préalablement à son admission, que le requérant était bien atteint de la lèpre. Dans certaines villes, il était soumis à une visite médicale. Il est possible qu'à Limoges il fut procédé à un examen de cette nature : les ordonnances royales le prescrivait ; et cette obligation avait été expressément confirmée par celle de 1612 ; mais nous n'avons pas la preuve de cette constatation. L'abbesse déclare seulement « qu'il lui est deuement » apparu du mal dont le requérant est atteint « par l'inspection de sa face et personne » et aussi par le rapport de tous les autres pauvres lépreux étans audit prieuré de la Maison-Dieu ». Plusieurs de nos lettres d'admission ne renferment même pas cette énonciation ; mais elles se rapportent à des malades ayant précédemment habité d'autres léproseries et pour lesquels la preuve de leur mal n'était plus à faire.

Le malade, avant de prendre possession de sa prébende de mendiant, prêtait serment sur l'Evangile de porter honneur, respect et obéissance à l'abbesse-prieure, à ses officiers et à ses serviteurs ; de « vivre et converser chastement et honnestement »

(1) Appendice, n° IX.

avec les autres malades « suivant les louables coustumes et observances » de la maison ; enfin de verser à la bourse commune de la maladrerie toutes les aumônes qu'il pourrait recueillir et d'en rendre un compte bon et fidèle.

Il jurait aussi de veiller aux intérêts de l'abbaye et de l'hôpital, de ne pas dilapider le patrimoine de la maison, de veiller à sa conservation, enfin de ne pas aliéner les biens qu'il pourrait acquérir dans l'étendue du territoire des croix de Limoges (1), de n'en disposer ni durant la vie ni à la mort sans la permission de l'abbesse.

Quelques-unes de nos patentes d'admission énoncent enfin que le ladre promet de supporter la maladie et la pauvreté « patiemment, au mieulx que luy sera possible ». L'esprit des anciens temps jette ici son reflet : cet engagement des lépreux n'est pas une formule banale : la charité fait appel à la résignation, pour la consolation de l'affligé sur terre et pour son salut éternel. C'est assurément aller un peu loin que de voir dans ces engagements un vœu de religion. Il est certain toutefois que les lépreux avaient constitué jadis de véritables communautés régulières et que si les observances auxquelles ces communautés étaient soumises paraissent avoir été d'une grande simplicité, la vie intérieure, dans les maladreries d'une certaine importance tout au moins, avait singulièrement ressemblé, au moyen âge, à celle des établissements monastiques. La discipline s'était, par la suite, à mesure que devenait moins étroite la réclusion, relâchée ; les habitudes de vagabondage que, depuis longtemps, on reprochait aux hôtes des léproseries et qui s'étaient fort développées aux XIVe et XVe siècles ne pouvaient guère s'accorder avec une existence de pratiques pieuses et de sévère régularité. Notons toutefois que les collectivités de lépreux avaient encore pour le public le caractère de congrégations. L'abbesse de La Règle continuait à tenir sa pauvre clientèle de la Maison-Dieu pour une communauté. Un certain nombre de documents en font foi. Maurice Allain est reçu, le 11 décembre 1504, par l'abbesse-prieure de la Maison-Dieu, « ez pauvres estans en icelle », pour y jouir des droits et revenus attachés à cette qualité « tant qu'il sera pauvre de la dite maison et religieux de son dit prieuré » (1). A l'ordonnance du 7 avril 1587 par laquelle le vicaire de « Madame » prononce l'admission dans

(1) Cette locution : *intra* ou *infra cruces* est d'usage fréquent du XIIIe au XVIe siècle. On appelait ainsi le territoire de la ville et de ses faubourgs, dont les limites étaient marquées par des croix, quelque chose comme la petite banlieue. On dirait aujourd'hui : les limites de l'octroi.

cet établissement de Jean et Marquet Fermy, enfants du feu Jean Fermy, dit Pitou, « pauvres ladres », il est dit expressément que ceux-ci « ont promis de garder les vœux de ladite léproserie, qui sont : pauvreté, chasteté, obédience, et faire les autres choses requises en la fonction de ladite léproserie » (1). Des lettres patentes du 19 janvier 1622, accordées par l'abbesse Maureille de Verthamon à Philippe Fermy et à Catherine Nadaud, énoncent qu'elles seront reçues « en pauvres religieuses du prioré et maladrerie de la Maison-Dieu », à la charge « de vivre chastement et de converser honnestement audit prieuré avecq les autres pauvres religieuses d'iceluy » (2).

Il y a certainement là plus qu'une simple formule de style, qu'une réminiscence du passé ne tirant nullement à conséquence. Mais dans quelle mesure les mendiants de la Maison-Dieu menaient-ils, en apparence au moins, la vie religieuse, nous serions bien embarrassés de le dire.

Après l'édit de 1672, qui avait chargé l'ordre de Saint-Lazare de l'administration des biens des léproseries, il fut procédé à une information sur l'origine, l'ancienne destination, l'affectation actuelle et les revenus de la Maison-Dieu. Les personnes commises pour la visite des lieux en 1675 constatèrent qu'à ce moment cinq prétendus malades seulement habitaient l'ancienne maladrerie : « les nommés Meslier, leurs femmes et la veuve de feu Biron » (3). Le nom de Meslier est porté au XVIIe siècle, on l'a vu plus haut, par des caquots de la léproserie de Saint-Jacques des Casseaux.

Interrogés, les cinq occupants des bâtiments de la Maison-Dieu déclarèrent « qu'ils estoient ladres et qu'ils descendoient de véritables ladres ». Ils ne prenaient plus la peine, comme naguères, d'entretenir quelques stigmates ou cicatrices apparentes sur leurs bras et leurs visages. Les commissaires constatèrent qu'aucun de ces soi-disant lépreux n'était atteint de la lèpre et qu'ils n'en avaient « ni marque ni incommodité » (4).

Ces braves gens, au surplus, ne demandent rien, sinon qu'on les laisse jouir en paix de leur prébende, si maigre qu'elle paraisse. Ils ont une philosophie pratique qui leur a appris à se contenter de peu et déclarent aux commissaires que l'abbesse de La Règle leur donne quelque subsistance, bien peu de chose ; mais que, joint à

(1) Analyse donnée par la liasse S., 4847, n° 19, des Arch. nat.
(2) *Ibid.*
(3) Archives nationales, S 4847, n° 19.
(4) *Ibid.*

ce qu'ils gagnent, ce modique secours suffit à les faire vivre (1). Ils se font tout petits, espérant qu'on leur conservera les minces prérogatives dont ils jouissent encore. Ils ne réclament rien à l'ordre de Saint-Lazare, pourvu que, de son côté, l'ordre de Saint-Lazare ne leur réclame rien.

Un malade qui, après un examen médical le reconnaissant atteint de la lèpre, avait été enfermé dans une léproserie ou y avait obtenu son admission, pouvait-il en sortir plus tard si, par des soins intelligents et assidus ou par une heureuse évolution de la maladie, il guérissait de la terrible affection et réussissait à faire constater cette guérison? On conçoit que les documents de nature à nous édifier sur ce point ne soient pas nombreux. En ce qui concerne nos maladreries limousines, nous en avons rencontré un, sans plus; mais il est des plus précis et des plus intéressants.

Un prêtre, du nom d'Antoine Truchat, atteint de la lèpre, avait été admis à la maladrerie de la Maison-Dieu, en vertu d'une patente de l'abbesse de La Règle, dans la forme ordinaire. L'ecclésiastique obtint-il vraiment sa guérison, ou trouva-t-il trop misérable en vérité l'existence qu'on menait dans le vieil hôpital et trop grossière la compagnie des gens qui l'habitaient? Peut-être avait-il en vue une retraite qui lui agréait davantage? Quoi qu'il en soit, Truchat demanda à quitter la maison. Il fut « visité » par des médecins, sans nul doute, et déclaré n'être plus « entaché » de la lèpre. Permission lui fut donc accordée de se retirer où bon lui semblerait. Notons que ce n'est pas l'abbesse qui délivre au prêtre son exéat, mais l'officier délégué pour exercer en son nom la justice, le sénéchal du monastère. On peut en inférer qu'il appartenait au juge local de constater la guérison du lépreux et d'autoriser sa sortie de la maladrerie (2).

Le fait que nous venons de mentionner confirme ce que nous avons dit au commencement de cette étude touchant la diversité des affections désignées sous la commune dénomination de lèpre. Quelques-unes de ces maladies étaient relativement bénignes, guérissables tout au moins. Celle dont Truchat avait été atteint appartenait à cette catégorie.

L'admission dans une léproserie, même au prix d'une certaine restriction de la liberté, constituait à tout prendre un avantage et un privilège pour un pauvre diable. C'était l'abri et le pain assurés. Aussi le prêtre Truchat, bien que guéri et proclamé tel, n'en-

(1) Archives nationales, S 4847, n° 19.
(2) *Ibid.*

tend-il pas, en homme prudent, perdre le bénéfice de sa patente de lépreux. La maladie, qui sait? pourrait le reprendre, ou bien il pourrait se raviser et trouver la retraite qu'il a en vue plus triste encore que le séjour de la Maison-Dieu. Il est donc stipulé qu'en cas de rechute, il pourra reprendre sa place dans l'établissement et jouir de nouveau de sa part des rentes et des prestations en nature que se partagent ses habitants; mais il ne conservera cette faculté que pendant un laps de temps déterminé : deux ans. Passé ce terme, il ne saurait rentrer à la maladrerie sans de nouvelles lettres de l'abbesse, lettres qui ne seraient sans doute délivrées qu'après une visite médicale constatant les titres du malade à sa réintrégation.

Moins heureux que M. Drouault, nous n'avons pu relever aucun renseignement précis concernant les lépreux des Casseaux aux registres de nos paroisses. Il n'en existe aucun de l'ancienne paroisse de Saint-Jacques, celle-ci ayant été réunie à Saint-Christophe; de cette dernière église, l'Hôtel de ville de Limoges ne possède pas d'actes antérieurs à 1692, et les recherches que nous avons faites dans les cahiers de 1692 à 1791, pour y trouver quelques notes concernant nos lépreux, ont été absolument sans résultat. On trouve mention de quelques habitants du Mas-Blanc; mais les rédacteurs des actes ne les désignent ni avec la qualification de ladres ni avec celle de mendiants; et comme il s'était bâti en cet endroit quelques maisons auprès des bâtiments de la léproserie, il est impossible de savoir si les personnes nommées aux actes sont des gens sains ou des *caquots :* Marguerite Pommier, veuve de Léonard Guilhot, qui se marie le 17 juin 1692, est simplement dite « du village du Masblanquet »; Gérald Chabrol, baptisé le 10 janvier 1705, « fils de Pierre et de Jeanne..........., « du Masblanquet » (1). Léonard Legros et Françoise Baubiat, qui se marient le 29 août 1700, sont « tous deux pauvres et tous deux de cette paroisse »; mais habitent-ils Saint-Jacques et sont-ils ladres blancs? Rien ne le prouve. Il faut renoncer à tirer des registres de catholicité de Limoges les renseignements que nos confrères ont pu ailleurs y recueillir sur les derniers hôtes de nos léproseries.

X. — *Ressources des lépreux; quêtes, dons et legs en leur faveur au cours de la seconde période de l'histoire de l'établissement.*

Un des chapitres qui précèdent est composé d'une suite de notes sur les recteurs de la Maison-Dieu, les libéralités reçues par l'éta-

(1) Arch. municipales de Limoges, GG 186.

blissement, les acquisitions opérées à son profit au cours de la première période de son histoire. Nous n'avons pu avoir la prétention de reconstituer le patrimoine de notre hôpital sous l'administration de ses prieurs; nous avons seulement essayé de donner un aperçu de l'avoir de la maladrerie en propriétés foncières, en rentes et en redevances diverses, avant les événements de 1321. Cet avoir a notablement diminué au xve siècle. Il y a tout lieu de croire que beaucoup de rentes acquises au cours du xiiie ont été vendues ou perdues. Néanmoins on peut constater qu'une partie importante de ces redevances sont encore reconnues et payées jusqu'à l'union de la léproserie à l'hôpital général de Limoges. Les habitants de la Maison-Dieu jouissent de quelques parcelles de terre, à proximité de la maladrerie. Ils ont dans la ville des maisons qu'ils accensent à leur profit. On les voit intervenir à des ventes d'immeubles sur lesquels ils possèdent des rentes, provoquer ces subhastations par leur requêtes, rappeler aux censitaires et aux autres débiteurs de l'établissement leurs obligations, intenter des procès pour soutenir leurs droits, faire en un mot des actes d'administration de tout genre. Nous en avons signalé quelques exemples aux chapitres qui précèdent.

Les ressources des lépreux, aux xve et xvie siècles, consistent principalement en aumônes, car ils sont mendiants avant tout. Aux produits de cette profession s'ajoutent quelques redevances qu'ils perçoivent eux-mêmes, les legs et aumônes qu'ils recueillent directement et la pension que leur sert l'abbesse de La Règle. Ils ont de plus la jouissance des bâtiments de la Maison-Dieu, dont les grosses réparations au moins demeurent à la charge de la titulaire du prieuré,—de l'enclos qui entoure les constructions et de quelques prés, vignes et pièces de terre à proximité. Tout cela constitue assurément un fort modeste patrimoine, mais comme le nombre des habitants de la maladrerie n'est plus ce qu'il a été dans la première période de son histoire et que quatre ou cinq familles seulement habitent maintenant l'hôpital, ils trouvent leur sort satisfaisant, évitent en général de se plaindre et ne demandent qu'à profiter le plus longtemps possible de la situation privilégiée qui leur est faite. Ils ont bien, de temps en temps, quelques démêlés avec l'abbesse; mais d'ordinaire ces différends n'offrent pas beaucoup de gravité et sont assez aisément terminés. La question de l'entretien des bâtiments de la léproserie et des réparations que réclame leur état peut seule soulever entre les deux parties des difficultés sérieuses. Nous reviendrons plus loin sur ce sujet.

Les plus valides de nos lépreux étendaient fort loin le cercle de leurs tournées et de leurs quêtes. Ils ne bornaient pas leurs courses aux environs de Limoges et empiétaient volontiers sur des territoires dont les aumônes semblaient être acquises de préférence à d'autres établissements de même nature. On a pu noter, à l'acte de nomination du receveur ou comptable de leurs fonds mentionné plus haut, que la gestion de cet agent s'étend aux offrandes recueillies dans toute l'étendue du diocèse (1). Il est vrai qu'à certaines époques les évêques prescrivirent que des quêtes fussent faites dans toutes les paroisses au profit des lépreux.

C'était surtout à la fin de l'été et de l'automne, les récoltes terminées, que les lépreux partaient de la maladrerie pour faire à leur tour leur petite moisson. Ils suivaient un itinéraire qui probablement variait peu. Les bonnes maisons, les villages où les gens avaient le cœur pitoyable, ceux dont les habitants étaient mal disposés à l'égard des *caquots* et lançaient les chiens à leurs trousses, devaient être également notés. Le ladre ou les ladres, car ils voyageaient le plus souvent par deux, emmenaient avec eux leur « somme », un âne ou un vieux cheval, dont la charge grossissait à chaque halte. Quand la *somme* pliait sous le poids, on rentrait à la léproserie, pour reprendre le lendemain la fructueuse tournée. « Besace bien traînade, disaient-ils, vaut mieux que quatre bœufs à la rave » (2).

Les ladres ne s'adressaient pas seulement à la charité. Pour les gens avares et pour les sceptiques, ils faisaient appel à d'autres sentiments moins généreux. Ils avaient passé, au moyen âge, pour être en relations avec le diable, le vulgaire ayant toujours attribué à leur mal un caractère mystérieux. De cette réputation dangereuse, qui avait amené l'explosion de 1321 et les exécutions que nous avons rappelées à de précédents chapitres, il restait encore quelque chose aux XVIIe et XVIIIe siècles. Les gens des campagnes tenaient tous les ladres pour plus ou moins sorciers. Pour eux un sorcier était un homme qui pouvait presque impunément faire le mal. L'obole que n'auraient pas tiré de leur poche les supplications d'un mendiant inoffensif, ils n'osaient la refuser à ces vagabonds de mauvaise mine, le visage marqué de cicatrices repoussantes, soigneusement entretenues, souvent simulées peut-être, qui demandaient l'aumône sur le ton de la menace. La peur arrachait ce que n'aurait pas obtenu la pitié. M. Roger Drouault, qui, dans sa très curieuse étude intitulée : *Comment finirent les lépreux*, trace une

(1) *Helemosinarum eis per Christi fideles porrigendarum et que eis dabuntur per totam diocesim Lemovicensem* (appendice, n° V).

(2) Dicton cité par M. Drouault.

esquisse fidèle de ces singuliers mendiants, cite un couplet, moitié français, moitié patois, d'une chanson qui n'était certainement pas répétée par les seuls ladres de Lussac-les-Eglises :

Jon ! Jon ! Donnez-moi un p'tit brouillon de laine ; (*bis*)
Jon ! Jon ! Donnez-m'en p'tion ! (*bis*)
Si vous voulez pas m'en douna, (*bis*)
Fera creva touta votr' avoueilla ! (*bis*)
Si vous voulez pas m'en douna,
Les fera touta creva !

Les ladres de Lussac chantaient ce couplet pour la quête de la laine ; il y en avait d'autres pour le blé, le chanvre, etc. ; chaque denrée avait le sien (1).

Les offrandes en nature étaient sans nul doute recueillies au profit de la collectivité de ladres à laquelle appartenaient les quêteurs et il en était fait « bourse commune », comme des deniers.

Au premier rang des revenus fixes des habitants de la Maison-Dieu, figuraient, après le produit des quêtes et les aumônes spontanées, les pensions en nature dues au lépreux par l'abbesse de La Règle à raison de son prieuré. Ces pensions n'avaient pas un caractère individuel et ne variaient pas suivant le nombre des malades. C'était une redevance fixe, une sorte de dotation assurée à l'hôpital et dont la composition avait été probablement arrêtée lors de l'union à l'abbaye et de la constitution d'une mense priorale particulière. On se rappelle que, durant la première période de l'histoire de la Maison-Dieu, tous les dons et acquisitions ne formaient, comme dans la plupart des établissements charitables du reste, qu'un seul fonds commun, un seul patrimoine, affecté à tous les besoins de la maison et de ses habitants : malades, prêtres et donnés indistinctement.

Au XVIIe siècle, l'abbesse de La Règle devait à la Maison-Dieu treize setiers de froment, seize charges de vin (le tout à la mesure de l'abbaye), six merlues, cent harengs « moitié noirs et moitié blancs », une émine de pois, une émine de fèves, un setier d'huile de noix, douze « poulailles » et treize livres douze sous en argent (2). Cette prestation, qui est souvent désignée sous la dénomination de « pension de carême », n'était cependant pas payable à cette époque de l'année. Elle était acquittée, au syndic ou au procureur des ladres, en deux pactes : à la fête de Notre-Dame d'août et à la

(1) R. DROUAULT, *Comment finirent les lépreux*, p. 8.

(2) A une autre énumération des denrées et objets composant cette pension, on lit : « *ou* dix francs ». Arch. nationales, S 4847, n° 19.

Saint-Michel. Le paiement de cette pension avait, on ne saurait en douter, un caractère obligatoire. Toutefois l'abbesse prétendait n'y être pas tenue et ne la servir aux habitants de la Maison-Dieu que « par aumosne et charité pitoyable » (1). Si bien qu'en 1562, les réparations nécessitées par l'état des bâtiments ayant donné lieu à une dépense considérable, elle refusa d'acquitter la redevance accoutumée (2); il semble toutefois qu'elle ait été contrainte de s'exécuter. Cette pension avait donné lieu, à la fin du xve siècle, à un procès entre le syndic des lépreux d'une part, et Jean du Peyrat, élu, et les autres commissaires nommés par le parlement « pour lever les fruictz de l'abbesse de Notre-Dame de La Reigle ». Un arrêt de la cour, en date du 13 juin 1498, avait enjoint à ces commissaires d'acquitter sous quinze jours, par provision aux pauvres ladres, douze setiers de froment et six de seigle, qui leur étaient dus pour l'année 1495. On trouve trace d'autres arrêts de justice postérieurs, dans le même sens.

Nous avons vu le monastère de Saint-Martial prélever, dès le xie siècle, en faveur des lépreux, une petite aumône sur les offrandes recueillies au sépulcre de l'apôtre d'Aquitaine. Au xiiie siècle, l'Aumônerie de la même abbaye distribuait chaque semaine à ces malheureux, trois setiers et demi de seigle. Cette distribution, dont bénéficiaient les seuls habitants de la Maison-Dieu, n'était pas un acte de charité spontanée de la part du monastère. Elle avait lieu en vertu d'une fondation, et la rente était acquittée à la mesure de Saint-Vaury (3) et sur la dîme de cette paroisse, laquelle appartenait à Saint-Martial. Elle fut réduite des trois cinquièmes au xive siècle, les revenus de l'abbaye ayant diminué dans une proportion considérable. En 1420, l'aumônier ne payait plus à la maladrerie que soixante et onze setiers et demi de seigle (4). Cette redevance restait fixée un siècle plus tard, à la même quantité de grain (5). Elle paraît avoir été de bonne heure attribuée à la mense de la prieure; mais il semble résulter de certains documents que partie du seigle de Saint-Vaury devait revenir aux lépreux.

(1) Arch. nationales, S 4847, n° 19.

(2) Hôpital, H 25.

(3) *Ad mensuram Sancti Valerici, et hoc causa et racione decimæ suæ seu redditus quos idem Eleemosinarius levat et percipit in et super dicto loco et parrochia* (Arch. Haute-Vienne, La Règle, n° 7310, prov.).

(4) *Cum dictus Eleemosinarius, causa officii sui eleemosinarie debeat et teneatur solvere annis singulis dicte Abbatisse dicti monasterii Beate Marie de Regula, causa, nomine et racione prioratus sui Domus Dei sexagienta undecim sextarios et eminam silliginis (ibid.).*

(5) *Registres consulaires de Limoges*, t. I, p. 248 et suiv.

Les dons et legs furent, après l'union de la Maison-Dieu à l'abbaye de La Règle, beaucoup plus rares qu'au cours de la période précédente. Néanmoins, il se trouve, à toutes les époques, de bonnes âmes qui, mues de pitié, voulurent procurer aux pauvres lépreux quelques secours et quelques adoucissements. Elles n'entendent en aucune façon, on le comprend, que la prieure bénéficie de leurs libéralités. Peu de personnes se souciaient, à cette époque, de donner aux grands monastères. Valérie Marteau, femme de Jean Bayar, lègue dans son testament, daté du 13 août 1382, quinze deniers à chaque malade de la Maison-Dieu (1). Pierre Brugière, habitant du lieu de la Maison-Dieu, manouvrier, père de famille du reste, lègue aux malades, pour leur usage personnel, une pièce de terre, dont la délivrance est faite aux hôtes mêmes de la maladrerie en 1472 (2). Certains bienfaiteurs soulignent leurs intentions de façon à ce qu'aucun doute ne puisse subsister : « Je lègue, dit Jean Charles, voiturier à Limoges, mort vers 1460, un pré a moy et a ma femme appartenant aux pauvres lépreux de la Maison-Dieu et autres qui seront a l'advenir lepreux dans ladite maison, et aussy a autres lepreux de dehors, qui, passans, prendront retraite dans ladite maison : ordonnant que ledit pré et ses appartenances soient tous les jours et à perpétuité le patrimoine desdits pauvres et a leur uzage et que dame Catherine de Combornio, abbesse, comme prieure de ladite Maison-Dieu de Limoges, et comme ayant le regime et gouvernement entier et l'administration de ladite maison et desdits pauvres, et de tous leurs biens, delaisse toute la proprieté et possession, uzufruit et esmolumens et les fruits d'icelui perpetuellement » (3). Signalons encore, dans le testament de Valentin Pasquet, curé de Saint-Pardoux près Razès (19 septembre 1508), un legs de cinq sous aux pauvres ou lépreux de la Maison-Dieu (4) ; dans celui de Balthazar Parrot, prêtre (13 avril 1553), une disposition par laquelle il veut qu'il soit donné aux mêmes pauvres une somme de vingt sols tournois, une nappe, deux draps ou couvertures et deux serviettes (5).

(1) *Cuilibet leproso domus Dei, quindecim denarios* (Hôpital, III, D 4, p. 225).

(2) Arch. nationales, S 4847, n° 19.

(3) Hôpital, III, B 8. Dans le texte, l'extrait du testament a été mis à la troisième personne. On trouve l'analyse du testament dans les productions des abbesses Jeanne et Marie de Verthamon (Arch. nat. S 4847, n° 19).

(4) Arch. Haute-Vienne, notaires, minutes Pomeyrolli, n° 920 prov.

(5) *Lego pauperibus leprosis domus dei Lemovicensis, ad finem ut*

Nous n'avons trouvé aucune libéralité faite à la Maison-Dieu à une date postérieure à 1650.

Au XVIIe siècle, la maladrerie percevait encore un assez grand nombre de rentes sur des maisons assises en divers quartiers de la ville : rue d'Aigoulêne, rue des Arènes, place des Bancs ou du Marché neuf, rue Bancléger, rue du Bélier, rue Biscole, rue et porte Boucherie, rue Charretarie, rue du Chevalet, rue du Clocher, rue des Combes, rue Ferrerie, rue et faubourg Manigne, rue Mirebœuf, rue de la Poissonnerie, queyroix de Saint-Pierre, faubourg Saint-Gérald, rue du Verdurier, etc.

XI. — *L'abbesse de La Règle dispute son prieuré au Grand-Aumônier, à l'ordre de Saint-Lazare et aux administrateurs de l'Hôpital de Limoges. — Union de la Maison-Dieu à l'Hôpital Général.*

Les procès tiennent une grande place dans l'histoire de toutes les institutions de quelque importance des siècles passés, des monastères et des établissements charitables surtout. La Maison-Dieu en avait eu quelques-uns au cours de la première période de son existence. Nombreux furent ceux qu'elle valut, pendant la seconde, à l'abbesse de La Règle : procès avec l'évêque, avec les consuls, avec l'abbé de Saint-Martial, avec les malades de la léproserie. Les documents relatifs à ces différends constituent une bonne partie des archives du prieuré. Pendant trois siècles, toutefois, « Madame » put tenir tête à tous ses adversaires et n'eut pas lieu de concevoir d'inquiétudes sérieuses au sujet de la possession de son prieuré. Les choses changèrent de face à partir du milieu du XVIIe siècle et l'abbesse fut obligée de défendre ses droits contre plusieurs ennemis à la fois. Il est fort difficile d'y voir un peu clair dans ces procédures qui se juxtaposent, se croisent, s'enchevêtrent, se poursuivent à certains moments devant des juridictions différentes, sont ensuite réunies et traversent, tour à tour, des phases d'activité et des périodes d'accalmie dont les causes le plus souvent nous échappent. Tout ce que nous pouvons faire est de donner un court aperçu historique de cette lutte dont tous les incidents, au reste, ne nous sont pas connus.

La Grande Aumônerie avait, dès le XVIe siècle vraisemblablement,

teneantur deprecari Deum pro salute anime meè et parentum meorum summam viginti solidorum turonensium semel, unam mappam, duo linteamina et duas servietas (*Ibid.*, minutes Rogier, n° 1170, fol. 239).

revendiqué des droits sur la Maison-Dieu. Elle soutenait que l'hôpital était de fondation royale : nous n'avons pu retrouver l'exposé de ses arguments. Ceux-ci ne parurent sans doute ni très probants ni très solides, puisque l'abbesse réussit à garder non seulement son prieuré avec les revenus attribués à sa mense et le droit de prononcer les admissions à la maladrerie, mais même le droit de patronage sur l'église de Sainte-Marie-Madeleine, et continua à pourvoir à celle-ci, notamment en 1559, 1568, 1580, 1619 et 1623 (1). Les Pouillés généraux n'en firent pas moins figurer la Maison-Dieu au nombre des hôpitaux qui devaient leur existence aux libéralités de la couronne. Répétons encore une fois que cette énonciation paraît de pure fantaisie. Nous n'avons jamais, au cours de nos recherches, trouvé un seul document qui puisse justifier les prétentions de la couronne.

Au mois de décembre 1660, des lettres patentes royales érigèrent l'hôpital Saint-Gérald en hôpital général et y unirent tous les autres établissements d'assistance de Limoges ainsi que les revenus d'un certain nombre de confréries de charité. Parmi les infirmeries unies figurent les deux léproseries de Saint-Jacques des Casseaux et de la Maison-Dieu ; mais leurs revenus n'étaient donnés au nouvel établissement qu'à la charge « de fournir un lieu séparé dans iceluy pour les lépreux ».

Opposition fut faite à l'enregistrement de ces lettres par l'abbesse de La Règle : celle-ci objectait, non sans quelque raison, que l'union du prieuré de la Maison-Dieu à son monastère ayant été opérée à certaines conditions qu'elle et les abbesses précédentes avaient observées, il semblait injuste et inadmissible qu'une nouvelle mesure, parût-elle utile au public, pût avoir pour effet de revenir sur une union opérée suivant les formes canoniques et consommée depuis trois cents ans. Les chanoines réguliers de Saint-Augustin de la Congrégation de France qui, depuis 1637, avaient remplacé au prieuré de Saint-Gérald ceux de la réforme de Chancelade, protestaient de leur côté contre la nouvelle organisation de Saint-Gérald et avaient aussi formé opposition. Les habitants de la maladrerie, pensant bien que l'exécution des lettres patentes de 1660 entraînerait leur expulsion à bref délai, s'étaient joints à l'abbesse et aux chanoines réguliers. Les « pauvres lépreux » de la Maison-Dieu étaient représentés par Martial Melier ou Meslier, dit le Biron, leur syndic.

Malgré les efforts des opposants, le Parlement de Bordeaux

(1) *Pouillé*, p. 187.

ordonna, par arrêt du 26 février 1661, que les lettres du roi seraient enregistrées pour recevoir leur plein effet.

Ce premier débat judiciaire est comme le prologue de toute une série de procès longs et embrouillés, que vinrent compliquer, quelques années après, les revendications de l'ordre du Mont-Carmel et de Saint-Lazare à qui avaient été, comme on sait, remis, par un édit de 1672, l'administration et la jouissance des biens de toutes les léproseries du royaume.

A l'abbesse Jeanne de Verthamon qui avait subi le premier assaut et eu à défendre les droits du monastère de La Règle contre la Grande-Aumônerie et l'ordre de Saint-Lazare, avait succédé Marie de Verthamon de Lavaud, sa nièce : celle-ci dut lutter à la fois contre l'ordre de Saint-Lazare, qui poursuivait l'exécution de l'édit de 1672 et contre les administrateurs de l'Hôpital Général réclamant le plein effet des lettres patentes de 1660.

En vain l'abbesse prouva ou s'efforça de prouver qu' « en qualité de prieure du prieuré appelé de la Maison-Dieu, comme membre dépendant, uny et annexé de tout temps (depuis plus de trois cents ans tout au moins) à ladite abbaye, elle gardait l'hospitalité, dans le lieu dudit prieuré, envers les pauvres lépreux qui se trouvaient en diverses familles dudit lieu, en leur fournissant régulièrement certaines pensions en grains, vins, chairs et poissons, faisoit entretenir les bastimens et leur habitation, les faisoit secourir, sains et malades, spirituellement et corporellement, que les revenus dudit prieuré ont esté de tout temps exactement employés a cella ; et que les dits pauvres ne sont point pellerins et passans, mais demeurent et resident audit lieu... » (1). Ses adversaires ne démordaient pas de leurs prétentions : l'ordre du Saint-Esprit voulait qu'on lui adjugeât la Maison-Dieu, ses dépendances et tous ses biens ; les administrateurs demandent de leur côté d'être mis en possession de toutes les propriétés et revenus de la maladrerie, — et subsidiairement, « au cas où la Maison-Dieu ne serait pas considérée comme un établissement de charité proprement dit, mais comme un simple prieuré d'hospitalité », d'être maintenus en possession des pensions et subventions fournies par l'abbesse aux habitants de l'hôpital (2).

L'affaire fut portée, à la suite d'un appel comme d'abus, devant la Chambre royale séant à l'Arsenal, qui, par arrêt du 31 août 1684, confirma l'union de la Maison-Dieu à l'Hôpital général, disposa

(1) Arch. nationales, S 4847, n° 19.

(2) Hôpital, B 538. — Arch. nationales, S 4847, n° 19.

que l'abbesse acquitterait désormais à l'ordre du Saint-Esprit « les pensions et rentes cy devant payées aux lépreux pour leur hospitalité et nourriture », dont la liquidation serait faite par le Sr Philippeaux désigné en qualité de commissaire. L'abbesse et l'abbaye étaient déchargées de toutes autres obligations et les dépens étaient compensés.

Il semble, d'après certains documents, peu clairs du reste, nous le confessons, que le procès du prieuré de la Maison-Dieu ne fut pas terminé par cet arrêt et qu'il fut poursuivi devant le Conseil privé. Peut-être était-il encore en suspens lorsqu'un nouvel acte du pouvoir, l'édit du 24 août 1693, prescrivit, au contraire de ce qui avait été ordonné depuis un siècle et demi, la transformation en hôpitaux ordinaires des léproseries les mieux dotées et l'union de toutes les autres à des hôpitaux existants à qui incomberaient désormais leurs charges. C'était la confirmation des lettres patentes du mois de décembre 1660 et l'union définitive de la Maison-Dieu à l'Hôpital général. Il semble toutefois qu'une transaction ait eu lieu entre les administrateurs de cet établissement et l'abbesse de La Règle.

Les éléments nous manquent pour écrire le dernier chapitre de l'histoire de la Maison-Dieu. Les archives de l'Hôpital général à qui la maladrerie est restée définitivement unie, ne fournissent aucun renseignement sur le départ ou l'expulsion des derniers prétendus lépreux. L'administration de l'établissement laissa-t-elle les mendiants qui occupaient ces vieilles masures mourir en paix dans les lieux où leur existence s'était écoulée? Nous ne le savons pas. Nous avons dit plus haut que les registres paroissiaux de Saint-Christophe ne mentionnent pas les lépreux et que rien ne permet de distinguer les malades habituels de la Maison-Dieu, s'il en existe encore, des habitants des immeubles voisins. Le 17 juin 1693, le curé de Saint-Christophe note l'enterrement d'une certaine Catherine Dugo, veuve de Martial Gautier et « demeurant à la Maison-Dieu »; le 4 septembre 1705, l'enterrement de « la femme du nommée Peyrot, 55 ans, qui demourait à la Maison-Dieu; le 25 décembre 1706, le baptême de Pierre Faye, fils de Jean et de Catherine Gaudoys, à la Maison-Dieu ; le 5 mai 1713, le baptême de Léonard, fils d'André Jourde « qui demeure à la Maison-Dieu » et de Catherine Coussinaud... Mais ne s'agit-il pas ici des familles qui ont remplacé les lépreux dans les bâtiments de la maladrerie? Notons toutefois, en 1701, un Pierre Queyrol, qui pourrait bien être un descendant du Thomas Queyrolli, nommé le premier à une quittance donnée par les ladres de la Maison-Dieu à l'abbé de Saint-Martial, et analysée au chapitre IX ci-dessus, ainsi qu'à la nomination du receveur-comptable des aumônes, en 1482.

XII. — *Les bâtiments de la léproserie*

Aucun document se rapportant à la première partie de l'histoire de la Maison-Dieu, ne fournit de renseignements un peu précis sur l'importance, la disposition et l'aspect de ses constructions. Elles devaient être dès les XIIIe et XIVe siècles, nous l'avons dit plus haut, assez considérables. Indépendamment des maisonnettes et des chambres servant à l'habitation des malades, il y avait des bâtiments affectés à des services communs. Les lépreux mangeaient ensemble (1) : d'où un réfectoire, une cuisine, des celliers et resserres, des caves, du reste mentionnées à plusieurs reprises, sans doute aussi une salle commune ou chapitre pour les réunions de la communauté; et le logement du prieur; et celui des prêtres de la maison. Il fallait encore des locaux pour les *donnés* des deux sexes qui, un document en témoigne, avaient des « bonnes chambres », comme les malades du reste, atteste la même pièce (2). Or, les lépreux de l'établissement et les passants, qui y étaient hospitalisés à titre provisoire, avaient été en grand nombre (3), dans la période qui avait précédé l'union du prieuré à l'abbaye de La Règle, s'il faut en croire les témoignages recueillis par une enquête à la fin du XIVe siècle.

Nous ignorons la date de la construction de l'église de Sainte-Marie-Madeleine et nous ne savons pas davantage l'origine et le sens exact de la dénomination de *basilica* qu'on lui trouve attribuée. Elle demeurera paroisse jusqu'à la fin du XVIe siècle. Il semble résulter d'un acte de 1555 des archives de l'abbaye de La Règle qu'elle l'était encore à cette époque. L'abbesse nomma encore à la cure en 1623 ; mais vu l'état de ruines où se trouvait dès avant cette date l'église de la Maison-Dieu, il n'est pas douteux qu'elle fut, dès lors, unie à Saint-Christophe, et cet état de choses subsista jusqu'à la Révolution (4).

De l'architecture de cette église, il est difficile de dire quelque chose de précis. Néanmoins, construite soit à la fin

(1) *Comedebant in communi.* — Nadaud, *Mélanges manuscrits. Ibid.*

(2) *Que quidem donate habebant prebendam et bonas cameras. Ibid.*

(3) *Leprosi ibidem affluentes habebant bonas cameras.*

(4) On trouve toutefois, dans une lettre épiscopale de 1610, l'église de la Maison-Dieu mentionnée en ces termes : *ecclesiam parrochialem seu vicariam perpetuam Domus Dei* (Hôpital, III, C 2), ce qui donnerait à croire que l'union n'était pas encore opérée à cette époque.

du XIIe, soit dans les toutes premières années du XIIIe siècle, elle devait être de style roman, comme la plupart de nos églises, et de fort modestes dimensions. On dut la réparer souvent; mais il y a toute raison de croire qu'elle ne fut jamais réédifiée d'une façon complète et que le bâtiment dont les procédures et les contrats signalent, à diverses époques, le fâcheux état de délabrement, est bien la construction primitive.

Un demi siècle après la remise de l'hôpital à l'abbesse de La Règle, tous les bâtiments étaient en mauvais état. Ils avaient été, depuis quatre-vingts ans, l'objet de fort peu de réparations. Il va sans dire qu'au cours de la période des persécutions, on ne s'était pas occupé de leur entretien. L'abbesse avait probablement reculé, lors de la prise de possession du prieuré, devant la dépense d'une restauration, tout au moins d'une remise en état suffisante. En sorte que l'hôpital tombait en ruines. En 1399, l'église était en partie découverte et les tuiles qui la protégaient avaient servi à réparer la toiture d'autres constructions. Le logement du prieur, ceux des donnés, une partie des locaux destinés aux malades n'existaient plus (2). Dans une requête adressée au juge du Château de Limoges et dans laquelle ils exposent au long ce déplorable état de choses, les consuls, arguant du titre (que l'autorité ecclésiastique, on le sait, leur contestait) de patrons de l'hôpital, évaluaient à plus de douze cents francs — quelque 60.000 d'aujourd'hui — la somme nécessaire pour faire exécuter les travaux indispensables de réparation ; il ne fallait pas songer à une reconstruction complète de la Maison-Dieu : quatorze mille francs — 700.000 d'aujourd'hui — n'eussent pas suffi (3).

A la suite de ce procès, auquel semble être intervenu, nous l'avons dit, l'évêque de Limoges Bernard de Bonneval, des travaux d'une certaine importance durent être exécutés. Un siècle plus tard, il fallut en effectuer d'autres. Le P. Bonaventure de Saint-Amable rapporte que la maladrerie dut à l'abbesse Françoise de Saint-Aulaire (1495-1506), des réparations ou agrandissements; celle-ci fit même construire quelques cellules pour les malades (4). Mais l'ensemble des bâtiments resta en assez mauvais état. Ces constructions auraient eu besoin d'un entretien attentif et incessant

(1) *Ecclesia fuerat discohoperta ab una parte et tegule amote... et alie camere Prioris et aliorum infirmorum erant destructe*, etc.

(2) *Ipse locus non repararetur pro duodecim centum franchis, nec fieret pro quatuordecim mille.*

(3) *Histoire de Saint-Martial*, t. II, p. 240, et LEGROS : *Abrégé des Annales*, t. I, p. 446.

pour se tenir debout en dépit de leur vétusté et des nombreux assauts qu'elles avaient déjà subis. De nouveau, en 1561, celles qui subsistaient menaçaient ruine. Saisi par une plainte des lépreux ou soi-disant tels qui les occupaient, le lieutenant-général au siège présidial Bermondet, après avoir fait examiner l'état de ces masures crut devoir ordonner que les « ediffices, batiments et esglise de ladite leproserie » seraient visités, en sa présence ou celle du lieutenant particulier du siège, par des « arbitres » du choix de l'abbesse de La Règle, prieure de l'hôpital, et du syndic des malades. En conséquence, les parties comparurent par procureurs devant Lamy, lieutenant particulier, le 6 novembre 1561, au lieu même de la léproserie, et déclarèrent nommer pour procéder à cette visite, savoir, l'abbesse Charlotte de Maulmont : Etienne Devillegourcys, Jean de Beaunom dit Moureau, menuisiers ; Martial de Rancon et Pierre Moureau, de Cognac, maçons ; le syndic des pauvres : Jean Picard dit l'horlogeur, Hugues Guyennet et Pierre Penicaud dit le Bureau, menuisiers et Antoine Descoutures, maçon. L'abbesse récusa deux de ces derniers. Néanmoins, conformément aux conclusions du procureur du roi, il fut dit que les experts rempliraient la mission que leur avait donnée la justice, examineraient en toute conscience l'état des constructions, interrogeraient l'un après l'autre, à part et secrètement, les « povres ladres habitans en ladicte leproserie », et feraient ensuite leur rapport au magistrat.

Le lendemain, 7, les experts après avoir prêté serment, déclarent « avoir veu et visité tous les longis des pouvres ladres, ensemble l'esglize, tant par le dedans que par le dehors ; il semble ausdictz Guyennet, Penicaud, de Villegoureys et Mouraut », que « le boys et fustaies sont fort ruynées et ont besoing de prompte reparation ; car n'y a aulcun boys que puisse servir que le boys de la couverture dudict logis ». Le rapport des maîtres maçons n'est pas plus satisfaisant : les murs du bâtiment qui sert d'habitation aux lépreux sont « ruyneux et concavés » : « pour reparer lesdictes murailhes il les faudrait habaptre » tout au moins refaire deux côtés de la maison, reprendre certaines parties et construire un « arceau et voute » au-dessus de la cave ; car si on y rétablissait un simple plancher, l'humidité l'aurait en peu de temps pourri.

Il est ordonné que les travaux et réparations seront exécutés d'après les prix indiqués par les experts et qu'ils seront adjugés au rabais aux ouvriers qui se présenteront pour en prendre l'entreprise. Les experts sont invités à faire connaître quel salaire ils demanderaient pour faire les travaux, « en les fornissant de ce que sera nécessaire esdictz ediffices ». Guyennet offre de se charger d'exécuter pour vingt livres ceux nécessaires pour « appuyer le logis », et comme personne ne fait de proposition plus avantageuse, le lieutenant lui adjuge les travaux en ordonnant que l'abbesse remettra « entre les mains des administrateurs » la somme fixée et fera conduire à pied d'œuvre le bois nécessaire. Martial de Rancon et Moureau à leur tour disent qu'ils se chargeront pour vingt écus de la maçonnerie et sont déclarés adjudicataires de ce lot à ces conditions : l'abbesse devant « baillier et fournyr ausdictz massons ce que sera besoing ausdites murailhes ». Toutefois un délai de huit jours est donné à Charlotte de Maulmont pour faire examiner les lieux et aviser à trouver d'autres ouvriers qui s'engagent à exécuter les travaux à moindre prix. Elle en présente en effet, et malgré les protestations du syndic des ladres, disant que leur logis menace de s'effondrer et qu'il ne s'agit pas d'une réparation provisoire, mais des travaux nécessaires pour rendre la maison habitable et conjurer tout danger, l'entrepreneur de l'abbesse met la main à l'œuvre et poursuit les travaux. Charlotte peut notifier au lieutenant, à la date du 13 janvier suivant, que tout est terminé depuis un mois (1). Peu aprés, elle faisait des difficultés pour payer la pension des malades, alléguant les réparations considérables qu'elle vient de faire exécuter à la maison (2).

En dépit de ces travaux un plan de nos Archives départementales, attribué à Jean Court dit Vigier et postérieur de peu d'années au document dont nous venons de donner l'analyse, représente la Maison-Dieu dans un triste état. Le peintre a figuré le bâtiment avec une toiture présentant un trou béant. Peut-être faut-il reconnaître seulement l'église de Sainte-Madelaine dans la pauvre construction en ruines. Néanmoins cette image est un indice assez éloquent de l'état déplorable de la maladrerie, qui du reste, n'avait, en 1616, d'après un document consulté par l'abbé Nadaud, ni porte ni clocher (3). Les autres constructions ne devaient pas offrir un aspect beaucoup plus satisfaisant, quinze ans plus tard, lorsqu'au cours de la terrible peste de 1631, une des épidémies les plus meurtrières dont nos annales aient gardé le souvenir, le consulat choisit la Maison-Dieu pour y établir, avec l'assentiment de l'abbesse-prieure, une maison de santé, un hôpital provisoire où on évacuait les personnes atteintes par le fléau, et où elles étaient soignées (4).

(1) Appendice : pièce n° VII.

(2) Arch. Hôpital, H. 25.

(3) Nadaud : *Pouillé*, éd. Lecler, p. 187. — Legros, *Essais historiques* et notes diverses.

(4) *Registres consulaires*, t. III, p. 278.

Un procès-verbal dressé un demi-siècle plus tard, vers 1675, par des experts commis pour la visite de la Maison-Dieu, constate que l'hôpital consiste « en une chappelle moityé demolie, fondée sous le tiltre de Sainct Lazarre et Saincte Magdeleine et en quelques vieux bastimens pres d'icelle, dans l'un desquels il y a une fontaine et dont le reste sert à loger les prétendus ladres » (1).

Notons cette dernière expression. Elle est un témoignage du peu de foi qu'on avait dans la réalité des affections dont se disaient atteints les habitants de ces masures délabrées. Nous avons vu plus haut qu'à cette date, ils étaient au nombre de cinq seulement.

Il subsistait encore, vers 1848, à la petite métairie de la Maison-Dieu, quelques vieux bâtiments, sans aucun caractère architectural du reste et sans aucun style. Ils servaient de granges et ne présentaient aucune particularité digne d'intérêt. L'église avait été depuis longtemps démolie. Les remaniements opérés dans le quartier ont fait disparaître ces anciens bâtiments; il ne reste rien aujourd'hui des constructions de la maladrerie. Toutefois, dans un jardin bordant la ligne du chemin de fer qui met en communication la gare des Bénédictins avec la gare de Montjauvy, à peu de distance du chemin du Grand-Treuil, nous avons aperçu, il y a peu de mois, une *statue* en pierre calcaire peinte de sainte Madeleine, paraissant appartenir au XIVe siècle et ne manquant pas d'un certain caractère, mais fort mutilée. Cette sculpture qui, nous a-t-il été raconté, est demeurée assez longtemps encastrée dans le mur de clôture d'une propriété voisine, au bord d'un petit chemin, est à notre connaissance le seul reste qui ait été conservé de l'église de Sainte-Marie-Madeleine et de la léproserie de la Maison-Dieu.

Louis GUIBERT.

(1) Arch. nationales, S 4847, nº 19.

APPENDICE

I

Liste des recteurs, précepteurs, prieurs et prieures de la Maison-Dieu de Limoges

Elie (*Hélias Reclus*), prêtre, chapelain de la maison avant avril 1198, qualifié prêtre de la maison en 1206 (Pièce n° IV ci-après; Arch. Haute-Vienne, La Règle, 2120; Nécrol. de La Courtine).

Jean Vatavespres, probablement le même que *J. lo chapela* de la Maijo Dieu, 1207 — recteur *al.* prieur, 29 novembre 1217, 1222, 1224 (*Johannes, presbiter et rector Domus Dei, Johannes Vadavespras, rector; Johannes, prior Domus Dei Leprosorum*) † entre 1224 et 1226 (Pièce n° IV; Arch. Haute-Vienne, n° 1014; Hôpital, III B 10; A. Leroux, *Chartes et Chroniques*, p. 66).

Etienne d'Excideuil, recteur, *al.* précepteur ou prieur, institué avant novembre 1226, 29 juin 1230, 27 mai 1234, janvier 1238, 18 juillet 1240 (*Stephanus de Exidolio, preceptor Stephanus, rector Domus Dei: Stephanus, prior*) † entre le 20 novembre 1240 et le 27 décembre même année (Pièce n° IV ci-après; Hôpital, III B 6; III B 10; Nécrol. de La Courtine; Legros : *Tables chronologiques*.

Jean du Peyrat (*J. de Payrac, J. Payrax*), prêtre, désigné et institué recteur par Etienne, avant le 27 décembre 1240, non installé par suite de l'opposition des consuls, † 1253 (Pièce n° IV ci-après; Arch. Haute-Vienne, 5781; Legros : *Tables chronologiques*.

Pierre d'Egletons (*P. deus Glotos*), improvisé comme recteur par les consuls, fin décembre 1240 ou janvier 1241 (Pièce n° IV ci-après).

Elie Aymeric (*Helias Aymerici, prior Domus Dei, Hel. Aymerics, priors de la Mayio Dieu deu lebros de Lemotges*), prieur, 1241, 1247, mai 1251, juin 1251, 3 novembre 1253, février 1255 (Arch. Haute-Vienne, 4318; Hôpital, III B 6; III B 10; Leroux, Molinier et Thomas : *Documents historiques*, I, 197).

Jean, prieur (*Johannes, prior Domus Dei Lemovicensis*), avril 1269, 1272, 1273, 1278, 1282, † 1285 (Arch. H^{te}-Vienne, 3956; Hôpit., III B 6; III B 11; Legros : *Tables chronologiques*).

Pierre des Moulins (*Petrus de Molendinis, prior*), prieur, 1287, 1288, janvier 1291, 1292, 1296, 1298, 1299, 28 avril 1301, 1303, 1305, 1312, 26 juin 1317 (Arch. Haute-Vienne, 3755; Hôpital, III B 6, III B 7, III B 11).

Guillaume Boniface (*Guillelmus Bonifacii, prior Domus Dei*), prieur, 1323, 1327, 16 juillet 1342, 1343 (Arch. Haute-Vienne, 859, 3180; Hôpital, III B 8 ; Legros : *Tables chronologiques*).

Denise de La Roche, abbesse de Notre-Dame de La Règle, prieure de La Maison-Dieu, 1349.

Marguerite des Allois, d°, 1354.

Marie de la Jugie du Puy, d°, 1363, 1389.

Jeanne de Rochechouart, d°, 1394, † 5 mai 1414.

Isabelle d'Amboise, d°, 1415, † 1427.

Catherine de Comborn, d°, 1428, † 20 septembre 1460.

Catherine d'Aubusson, d°, 1460, † 20 août 1472. Elle est dite cependant abbesse à la date du 13 mars (1472 v. st.) 1473 (Arch. Haute-Vienne, La Règle, n° prov. 3648).

Marguerite d'Aubusson, d°, 1473, † 24 décembre 1481.

Anne de Maumont, d°, 1481, † 24 août 1495.

Louise d'Aubusson, d°, 1495.

Françoise de Beaupoil, d°, 1495, † 19 avril 1507.

Catherine de Maumont, d°, 1507, 1523.

Charlotte de Maumont, d°, 1525, † 12 février 1571.

Jeanne de Bourbon-Montpensier, d°, 1571, dém. 1586.

Jeanne de Bourbon-Lavedan, d°, 1586, permuta avec la suivante, 1594, † 15 mars 1610.

Françoise de Rohan, d°, 1594, rés. 1598.

Marie Vidard de Saint-Clair, d°, 1599, résigna, † 1613.

Virgile de Pont Jarno, d°. Le *Pouillé* la nomme en 1612 seulement. Nous possédons des lettres d'admission à la Maison-Dieu, délivrées par elle et datées des 28 novembre 1617 et 31 janvier 1618 (Voir pièces ci-après). Un acte cité au chap. IX ci-dessus et où elle intervient est du 31 mai 1618.

Maureille de Verthamon du Mas du Puy, est donnée par le *Pouillé* comme abbesse en 1619 ; nous la trouvons en effet nommée à un acte du mois de juillet 1619 (Arch. H^te^-Vienne, La Règle, n° 4548).

Jeanne de Verthamon, d° (1629, rés. 1652, † 12 mars 1675). A plusieurs actes Jeanne de Verthamon figure avec la qualité d'abbesse les 5 janvier 1627, 8 janvier et 18 novembre 1628 (Arch. H^te^-Vienne, La Règle, n° 862 et 6526).

Marie de Verthamon-Lavau, d°, 1556, † 1679.

Elisabeth *al.* Marie-Elisabeth d'Aubusson de La Feuillade, d°, 1679, † 13 mars 1704. Est la dernière des abbesses de La Règle qui ait porté le titre de prieure de la Maison-Dieu.

II

Liste des chapelains et curés de la Maison-Dieu.

Elie (*Helias Reclus*), institué chapelain de la Maison-Dieu avant avril 1298 (V. pièce ci-après, n° IV), † avant décembre 1240.

Jean (*J. lo chapela de la Maijo Dieu*), 1207, probablement le même que Jean Vatavespres, recteur (Voir la liste précédente).

Jean (*J. capellanus Domus Dei*), 1234 (Arch. Haute-Vienne, La Règle, 856) est probablement J. Tréfin, invèsti de la cure par l'évêque Gui du Cluzeau (Voir pièce ci-après, n° IV).

Martial de Compreignac (*rector capellanie D. D. Leprosum*), 1262 (Arch. Haute-Vienne, La Règle, 3956 ; Hôpital, III, B 11).

Pierre du Puy (*Petrus de Podio, capellanus*), novembre 1343 (Arch. Haute-Vienne, Saint-Martial, 3611).

Jean Hugonneau (*Johannus Hugonelli, capellanus D. D.*), 22 mars 1460; dit grand vicaire de la Cathédrale et curé de la Maison-Dieu en 1481 (Arch. Haute-Vienne, Notaires, 1996, et Legros).

Aymeric Cheyrou, † avant 1504 (Arch. Haute-Vienne, *Répertoires généraux de Saint-Martial*, I, 328).

Jean de la Bastide le jeune (*Johannes de Bastida junior, capellanus Sancti Maxentii et Domus Dei Lemovicensis*), (Legros : *Mélanges manuscrits*, I, 702 et *Tables chronologiques*).

Martial de la Vernhe, de la Vergnhe, 22 janvier (1538 v. st.) 1539, † avant 1540 (Arch. Haute-Vienne : Saint-Pierre, terrier de Bony, f° 77 v°, et Legros : *Tables chronologiques*).

Louis Audeteau, pourvu de la cure de la Maison-Dieu par Mgr de La Marthonie, évêque de Limoges (Legros : *Tables chronologiques*).

III

Curés de Saint-Jacques et Saint-Christophe.

(Nous ne connaissons pas le nom d'un seul ecclésiastique qui ait administré la paroisse de Saint-Jacques seule).

Guillaume de Chatandeau (*de Chastandeu*), curé de Saint-Christophe en 1366 (Legros).

Guillaume Teyssendier, curé de Saint-Christophe en 1390 (Arch. Haute-Vienne, Saint-Pierre-du-Queyroix, n° 2733 prov.)

(Il n'est pas bien sûr que ces deux ecclésiastiques aient desservi la paroisse de Saint-Jacques avec celle de Saint-Christophe).

Aymeric Albi, *al.* Dalby, curé de Saint-Jacques et de Saint-Christophe, avril 1427.

Pierre le Blanc, curé de Saint-Christophe (et probablement aussi de Saint-Jacques, en 1436 (Legros). Ne serait-ce pas aussi un Albi ?

François Albi, *al.* Dalby, curé de Saint-Jacques et de Saint-Christophe, 1451, 1456, 1457 (1).

Antoine Laporte, curé, 27 novembre 1605, mars 1607 (Legros).

Jean Moulinard, curé, 1652 (Legros).

(1) Notons qu'en 1598 il existe, dans l'église de Saint-Christophe, une confrérie de ce saint (Arch. Hôtel-de-Ville, compl. par A. Leroux, G G 232).

Guillaume Cibot, curé, 1661, 1677 (Legros).
Decordes, curé, de 1691 à 1723 (1).
Constant, curé (signe les actes à partir du 29 mai 1723).
Gérald, curé (signe à partir du 12 novembre 1726).
Avril, prêtre desservant (signe à partir du 12 ou 17 mars 1735).
Benoist (Louis-Philippe), curé, signe à partir du 15 novembre 1735; † le 24 mars 1777 à l'âge de 66 ans, et est inhumé le 25 dans son église.
Michel, curé, première signature le 29 mars 1777.
De Compreignac, curé, signe des actes du 15 avril 1790 au 4 mai 1791.

IV

Déclarations d'Etienne, prieur de la Maison-Dieu (1240)

Universis presentes litteras inspecturis officialis curie Lemovicensis salutem in Domino : sequentes litteras signatas sigillo bone memorie Durandi, quondam Lemovicensis episcopi, nos vidisse noveritis in hec verba : Stephanus, quondam rector Domus Dei leprosorum Lemovicensis, in lecto egrotans positus, juratus ? bone memorie et mentis compos, interrogatus super statu instituendi priorem sive rectorem in domo eadem, respondit per juramentum suum et asseruit, in periculo amine sue, quod vidit et audivit quod Johannes Vadavespras, presbiter, tenebat domum dictam in cura de voluntate et consensu infirmorum et donatorum dicte domus, et de consensu et voluntate bone memorie domini Guidonis, quondam Lemovicensis episcopi, tunc temporis archidiaconi Lemovicensis tantum, qui in custodia et consilio dictam domum commissam habebat a domino Lemovicensi episcopo, videlicet domino Celebrando vel domino Johanne; et asseruit, per idem juramentum, quod vidit et audivit quod quamdiu idem dominus Guido vixit, rector et fratres dicte domus audibant eum tanquam dominum et capud dicte domus, et consilio ipsius domini Guidonis dicta domus regebatur omnino; et hoc vidit per quadraginta annos et amplius. Dixit etiam quod vidit et audivit quod dictus presbiter qui tenuit per viginti quinque annos dictam domum, tandem in lecto egritudinis positus, convocatis magistris P., priore domus Fratrum Predicatorum. et P. Papalou, rogavit et submonuit illum qui deponit, et injunxit eidem, in virtute societatis et obedientie et in periculo anime sue, semel et secundo, quod ipse S., quondam rector dicte Domus, onus et curam reciperet dicte domus : quod ipse St. fecit ad nimiam instanciam presbiteri memorati, et credit quod dictus presbiter dictam curam ipsi S. tradidit de consilio dicti domini Guidonis.

(1) On ne possède les registres paroissiaux de Saint-Christophe qu'à partir de l'année 1692 ; mais à un acte du 10 décembre 1705, le curé Decordes déclare qu'il est chargé « depuis treize ou quatorze ans de l'administration de la paroisse ».

Dixit etiam, per juramentum suum, quod postmodo dictus archidiaconus, hoc audito et sepulto dicto presbitero, ad eandem domum accessit, et convocatis coram se omnibus infirmis et donatis et sororibus dicte domus, fecit omnes infirmos et donatos et sorores jurare quod omnes obedirent eidem St. et fideliter servarent bona domus dicte et responderent eidem tanquam rectori domus dicte. Dixit etiam idem St. quod, quando dictus prior eidem St. tradidit, ut dictum est, dictam domum, idem prior inhibuit eidem St. et rogavit eundem quod, quum contingeret humanitus de eodem S., quod nunquam poneret vel institueret rectorem aliquem ibidem de Castro Lemovicensi : imo prius poneret ibidem in rectorem aliquem ductorem asini de ipsa domino. Dixit etiam idem S., per juramentum suum, quod ipse S. non recepit curam dicte domus a consulibus dicti Castri nec de ipsorum consulum consensu, vel precepto bailivorum, nec predecessor suus, nec aliquis alius, ut credit. Interrogatus quis fuit institutor sive fundator dicte domus, respondit, per juramentum suum quod credit quod dominus episcopus Lemovicensis G., et dixit quod ita accepit a majoribus suis. Dixit etiam, per juramentum suum, quod nuper ipse S., positus in lecto egritudinis, convocatis infirmis et donatis dicte domus, requisivit eos et rogavit quod placeret eis quod ipse ordinaret domum de rectore et quod vellent quod ipse traderet J. de Payrac, presbitero, curam dicte domus; et quod idem J. Payrax institueretur. Et dixit, per juramentum suum, quod quidam concesserunt, et alii non contradixerunt quod dictus J. Payrax, presbiter, dictam curam haberet; et quod esset rector dicte domus; et dixit quod ipse S. statim, omnibus ipsis presentibus et non contradicentibus, tradidit eidem J. Payrac, presbitero, dictam curam, et instituit eundem rectorem, presente Stephano Pioncelot, sutore dicte Domus, et non contradicente, qui postmodum prout institutionem factam, ut dictum est, de dicto J. Payrac, presbitero, inhibuit ex parte consulum dicti Castri ne dictus J. Payrax institueretur rector ibidem. Interrogatus per juramentum suum si denarii quod dictus J. Payrax, presbiter, et J. Trefin, presbiter, capellanus dicte domus et P. de Sancto Lazaro et P. de Beuna, clerici, extrahebant de dicta domo, erant de dicta domo, respondit quod non : imo dixit quod cum postea burse et saculi in quibus erant dicti denarii essent allati eidem S. ad videndum et experiendum utrum essent de dicta domo necne, dixit, cum vidisset bursas et saculos, quod non erant dicte domus, nec erant ipsius S. Quantum idem S. habebat de denariis, respondit quod quingentos solidos barbarinorum veterum, quos servaverat per quadraginta annos ad exequias sui funeris faciendas, et viginti libras, vel circa et undecim libras, et duo cloquearia argenti et ciphum argenti cum pede, et obolum aureum : que omnia consules dicti Castri tradiderunt Petro deus Glotos contra voluntatem ipsius S., quoniam P. deus Glotos consules pro voluntate sua posuerunt ibidem rectorem. Interrogatus quis habebat privilegia dicte domus, respondit quod dictus P. deus Glotos cui dicti consules tradiderunt clavem arche ipsius S., ubi erant dicta privilegia, violenter extracta clave de manu ipsius S., et contra voluntatem ipsius S., ipso inhibente et dicente eis ne destruerent dictam domum. Interrogatus quis habebat curam animarum dicte domus, respondit quod, ad instantiam ipsius S., dominus Guido, Lemovicensis episcopus, contulit curam animarum J. Trefin, presbitero, capellano dicte domus. Vidit etiam quod Helias Reclus, presbiter dicte domus jam defunctus, fuit capellanus, dicte domus, et habebat curam animarum dicte domus a domino Celebrando, quondam episcopo Lemovicensis. Addidit etiam quod vidit et audivit quod Matheus de Vilayvenc et Paschalis Crestias, burgenses in Castro manentes, intromittebant se de negociis dicte domus propter affectionem et compassionem quam habebant erga domum dictam, tunc temporis carentem rectore antequam esset rector dictus J. Vadavespras, et hoc faciebant pro sua voluntate, non de mandato consulum, ut credit ; et dixit quod male gerebant negocia domus quia dictus Matheus alienavit bona dicte domus.—In cujus rei testimonium presentibus litteris sigillum Lemovicensis curie duximus apponendum. Datum quinto ydus januarii, anno Domini M° CC° LX° secundo (1).

Archives de l'Hôpital, III, C 1.

V

Acte par lequel les lépreux de la Maison-Dieu constituent un receveur comptable des aumônes destinées à leur communauté (10 novembre 1482)

Die dominica que fuit X^a^ mensis novembris, ànno Domini CCCC^mo^ LXXX° secundo, Thomas Queyrelli, Guillermus Veauce, Johannes Boluchet, Rigauldus Mayet, Johannes Laurens, Leodegarius Pelerin, Johannes Bartholomy, Thomasse Pelerine, Guilloumeta Picarde et Petronilla Forestiere, pauperes leprosi et leprose leprosie Domus Dei Lemovicensis, fecerunt, creaverunt et constituerunt prout alias creaverant et constituerant eorum receptorem et levatorem helemosinarum eis per Christi fideles porigendarum et que eis dabuntur, Petrum deu Pueyt, aliter Rabau, manuperarium Castri Lemovicensis, ibidem presentem, per totam diocesim Lemovicensem, qui juravit bene et fideliter servire (?) et reddere compotum, aliter *lo reliqua* ; et dedecus et incomodum evitare, et comodum et decus procurare, etc. Et pecierunt memoriale sub sigillo officialis Lemovicensis, presente magistro P. (?) Saleys, archipresbitero de Joarres in viridario Domus Dei. Et renovetur certisficatoria. — Brevis.

Arch. du départ. de la Haute-Vienne, notaires, n° 5354 prov., fol. 205 recto (En marge : au s^r^ Raulin, 1675).

(1) M. A. Leroux, a publié cette pièce au tome I de ses *Documents historiques concernant principalement la Marche et le Limousin*, pages 183 à 185

VI

Relevé des décimes relatives aux hôpitaux et maladreries du diocèse dépendant de l'ordre de Saint-Lazare (1518-1528)

Du compte de la decime levee au diocese de Limoges en l'année XV°XVIII, rendu par Hugues Coletier, procureur du s^r abbé de Saint-Pere, clos le IIIIe juin XV°XXII, a esté extrait ce qui en suit :

L'arceprevere (*sic*) de Limoges : le chapitre de la Maison-Dieu, xl^s; l'aumosnier de la Rene (1), xx^s; l'aumosnerie de la cour episcopale, l^s.

In archipresbiteratu Sancti Juniani : preceptor Sancti Anthonii prope Confolentum (2) (*sic*), viii^l.

Preceptor de Soutin ou Rutin (?) (3), iiii^l.

In archipresbiteratu de la Meyse : Elemosinarius S. Aredii (4), lx^s. Elemosinarius de Assia (5), iiii^l.

In archipresbitatu de Porcheria : preceptor de Lestan (6), xviii^l.

In archipresbitatu de Ranconio : preceptor de Chasseno (6 *bis*), xii^l; preceptor de Tine (7), xii^l; preceptor de La Plagne (8), xii^l.

(1) De l'Arène, *de Arena* : Hôpital ou maladrerie de Saint-Jacques des Arènes, à Limoges.

(2) Saint-Antoine de Confolens.

(3) Leçon évidemment fautive. Le copiste a-t-il mal interprété une abréviation, et s'agirait-il ici de Saint-Ouen ou de Saint-Sornin-la-Marche, près Bellac? Le nom estropié serait-il Seuris ?; c'est celui d'une localité, proche de Chabanais (Charente), où on trouve trace d'une chapelle, dite de Barandey, ayant appartenu à l'ordre de Saint-Jean-de-Jérusalem.

(4) Peut-être le « Grand Hôpital ». Nous n'avons aucune indication relative à l'existence d'une léproserie à Saint-Yrieix.

(5) Aixe-sur-Vienne, qui a possédé trois ou quatre établissements hospitaliers au moyen-âge.

(6) Probablement Saint-Antoine de Lestars, près Bugeat (Corrèze), qui dépendait de l'ordre de Saint-Antoine de Vienne et qui était bien situé sur le territoire de l'archiprêtré de La Porcherie.

(6 *bis*) Chassenon (l'ancien *Cassinomagus*) se trouvait situé dans l'archiprêtré de Saint-Junien et non dans celui de Rancon, où Chassenon figure aux deux états de décimes de 1518 et 1528 que nous donnons ici. Il s'agit ici de Chasseneuil en Rancon, sis à peu de distance du chef-lieu de l'archiprêtré. Ce bénéfice qui avait eu le titre de prieuré ou préceptorerie avait dépendu de la Maison-Dieu de Montmorillon, puis des Augustins de la même ville. Il était sous l'invocation de saint Cosme et saint Damien.

(7) Il n'est guère admissible que cet article concerne Tilly, aujourd'hui canton de Bellabre (Indre), ni Rilhac-Rancon, canton d'Ambazac, à peu de distance de Limoges, qui n'eurent jamais d'hôpital.

(8) Nous devons sans doute reconnaître ici le prieuré de La Plagne, près Tersannes, canton du Dorat. Cet établissement, dont la chapelle était sous l'invocation de sainte Madeleine, avait peut-être été une commanderie. Il

In archipresbitatu de Albuconio : preceptor Sancti Anthonii de Cassania (1), xii[l].

In archipresbiteratu de Benevento : preceptor de Chiro (2), xv[l]; preceptor de Pollignac (3) (*sic*), x[l]; preceptor de Venis (4), iiii[l] x[s]; p. de Vaulx (5), xl[s]; p. de La Pouge (6), iiii[l].

In archipresbiteratu Brive; Elemosinarius Brive, v[l]; preceptor S. Anthonii de Plantadis (7), xv[l] x[s].

D'autre compte de Jehan Chantoys et Galliot-Mondac, commis à recevoir les decimes du diocese de Limoges en l'année XV[c]XXIII, clos le dernier de decembre XV[c]XXVIII.

In archipresbiteratu Lemovicensi. Cappella Domus Dei, vii[l] xv[s]; cappella Sancti Lazari (7 *bis*), iiii[l] x[s].

In archipresbiteratu Sancti Juliani (*sic*) : preceptor Sancti Spiritus prope Confolentum (8), xxxi[l] x[s]; preceptor de Fouveta (9), vi[l].

dépendait, au moins au xvi[e] siècle, de la Maison-Dieu de Montmorillon dont le prieur pourvut cinq ou six fois au bénéfice. En 1601 le Grand Aumônier y nomme. D'après le *Pouillé* de Nadaud, les Augustins de Montmorillon en jouissaient au siècle dernier.

(1) Commanderie près Saint-Frion, canton de Felletin; appartenait à l'ordre de Saint-Antoine.

(2) *Chiro* ne peut être que Saint-Jean (même Saint-James) de Chiroux, près la Chapelle-Taillefer, canton de Guéret (Creuse), sous la protection de saint Jacques et saint Philippe, dépendant de la Maison-Dieu de Montmorillon.

(3) Nous croyions d'abord qu'il s'agit de Solignac; mais Solignac dépendait de l'archiprêtré de La Meyze et non de celui de Bénévent. L'ancien hôpital désigné dans ce passage est Saint-Jean-de-Poulignac, préceptorerie ou commanderie, près Nailhac, canton de Dun-le-Palleteau, et qui dépendait du prieur de la Maison-Dieu de Montmorillon.

(4) Vaynes, près Bussière-Dunoise, canton de Saint-Vaulry, paraît en effet avoir porté le titre de préceptorerie. Dépendait de l'Artige.

(5) Vaulx, près Auriac, canton de Bourganeuf, a porté le titre de préceptorerie et dépendait aussi de l'Artige. C'est la seule maison à laquelle nous paraisse pouvoir se rapporter la mention de notre état.

(6) La Pouge, près Saint-Hilaire-Château, canton de Pontarion (Creuse), appartenait aux chevaliers du Temple. Sa chapelle avait pour patron saint Jacques-le-Majeur.

(7) Commanderie, dans la paroisse d'Ussac, près Brive. Dépendait de l'ordre de Saint-Antoine.

(7 *bis*) Saint-Lazare ancienne paroisse dans la banlieue de Limoges.

(8) L'hôpital du Saint-Esprit, près Confolens, est bien connu et nous avons eu déjà l'occasion de le mentionner. C'est le seul établissement hospitalier du pays que nous puissions affirmer avoir dépendu de l'institution de Guy de Montpellier. Tout au moins y fut-il rattaché durant une certaine période, puisque le *Pouillé* du diocèse mentionne qu'en 1452, 1562, 1579, il fut pourvu au bénéfice par les hôpitaux du Saint-Esprit *in Saxia*, à Rome, et du Saint-Esprit de Montpellier.

(9) La Fauvette, près Oradour-sur-Glane, était une dépendance de la Maison-Dieu de Montmorillon qui, du xve au commencement du xviie siècle tout au moins, nomma à ce prieuré, dont les revenus furent ensuite donnés, comme ceux de La Plagne, aux Augustins de Montmorillon.

In archipresbiteratu de Nontronio : Elemosinarius de Nontronio, xiiii^{l}.

In archipresbiteratu de Meyse : prepositus Sancti Valentini (1, la somme de xi^{l} xv^{s} (et néant comme dessus et pour ce cy).

In archipresbiteratu de Ranconio : preceptor de Cassenon, xlvii^{l} x^{s}; preceptor de Erue (2), xlvii^{l} v^{s}.

In archipresbiteratu de Albuconio (même somme) : Elemosinarius de Pheletino (3), vii^{l} xix^{s} (néant comme dessus, pour ce).

Archives nationales, série S. 4847.

VII

Ordonnances successives du lieutenant particulier ayant trait à la visite par des experts des bâtiments de la Maison-Dieu et à l'adjudication des travaux indispensables pour empêcher que ces constructions tombent en ruine (6 novembre 1561 - 13 janvier 1562).

Joseph Lamy, conseiller pour le Roy, son lieutenant particulier en la senneschaulcée de Limosin au siege presidial de Limoges, scavoir faisons que, aujourdhuy soubz escript, suyvant l'appointement par nous donné le (4) jour du presant moys de novembre, nous sommes transportés au lieu de la leproserie communement appelée la Maison Dieu de la presant ville de Limoges. Appellé avec nous le commys du greffier soubz signé : ou illecq estant, pardevant nous ont comparu scavoir : honnorable le procureur du Roy, par Maledent et Ardent, advocat et procureur dudict seigneur; le sindic des pouvres ladres, par Essenault et Rougier, d'une part, — et dame Charlotte de Maulmont, abbesse de Nostre Dame de La Reigle, par Bonyn, son procureur, avec Me Jehan Poyat, son solliciteur, d'aultre part. Ledict Essenault nous a dict que, a cause de la ruyne notoire de ladite leproserie, que cy devant avoit esté visitée par ordonnance de Monsieur Bermondet, et avoit esté ordonné de rechiefz que les ediffices, bastimens et esglize de ladite leproserie, qui ont besoing de prompte repparation, seroient visités et que tant les dictz sindic que abbesse comme administraresse des fruictz, prouffictz, revenuz et esmolumentz de ladite leproserie, prandroient

(1) Saint-Valentin ou Saint-Jean de Valentin, est désigné au *Pouillé*: « prieuré ou prévôté ». Il dépendait de l'abbaye de Tourtoyrac, en Périgord et était situé paroisse de Royère, auj. commune de La Roche-l'Abeille, près Nexon (Haute-Vienne).

(2) La petite commanderie de Saint-Vincent-d'Eyruc ou d'Héru, près Saint-Léger-Magnazeix, qui comme la plupart des anciennes maisons hospitalières de la zône de l'extrême nord du département de la Haute-Vienne, dépendait de la Maison-Dieu de Montmorillon; ses revenus furent affectés aux Augustins de la même ville.

(3) L'aumônerie ou hôpital de Felletin,

(4) Blanc,

gens et arbitres dont ilz s'accorderoient pour veoir et visiter lesdictz edifflces, bastimens et esglize en nostre presence; lequel sindic obeyssant auroit nommé Jehan Picard, dict Horlogeure; Hugues Guyonnet, menusier; Pierre Penicaud dict Le Bureau, aussi menusier, et Anthoine Descoustures, masson : lesquelz il a dict avoir faict assigner a heure presante par devant nous, ausdictes fins; lesquelz ont compareu en leurs personnes, et ledict Essenault a requis que, en deffault que ladite abbesse ne fornyra d'arbitres, qu'il soit commys aux siens affaulte d'obeyr. Ledict Bonyn a dict compareoir seulement sans préjudice de ses appellations, et avoir faict aussi assigner ausdites fins Estienne de Villegoureys, menusier: Jehan de Beaunon dict Mouraut, aussi menusier; Marcial de Rancon et Pierre Moureau de Coignac en Poitou, qui illecq ont compareu en leurs personnes. Toutesfoys a dict ledict Bonyn que lesdictz Picard et Lebureau avoyent estés recusés par sa partie, comme elle le luy avoit mandé, et nous a requis ordonner qu'ilz ne assisteront a laditte visitation et rapport, n'empeschant que les aultres arbitres ne visitent les choses dont est question pour en faire leur rapport par devant nous, comme ilz verront estre aflaire. A quoy ledict Essenault a dict et remonstré que ladicte dame n'avoit recusé aulcuns de ses arbitres, et que ce que ladicte dame faict, ce n'est que pour empescher ladicte visitation et reparation, s'arrester que, es cas que ledict Bonyn ne mostrera presentement desdites causes de recusation, que lesdits Picard et Bureau ensemble tous les susdictz arbitres nommés tant par ledict Bonyn que par luy, debvoient presantement visiter lesdictz bastimens et esglize, pour, ce faict, en faire leur rapport par devant nous comme ilz verront estre affaire. Sur quoy, après avoir interpellé ledict Bonyn de declairer si les susdictz Picard et Bureau avoient esté recusés par sa partie, qui a dict que ouy; avons ordonné qu'il exhibera presantement lesdictes recusations : autrement que nous les precederons (*sic*) de nostre office. Et actendu que ledict Bonyn nous a dict que ladicte dame luy avoit donné charge de dire qu'ilz luy estoient suspectz et les avoit recusés et qu'il les recuse comme de faict les a recusés, et qu'il n'a deduict ne declaré causes de recusations legitimes; avons ordonné que tant lesdictz Picard et Bureau que les aultres arbitres suz nommés par lesdictz Essenault et Bonyn, visiteront lesdictz bastimens et esglize présentement, pour scavoir si ont besoing de promptes repparations pour, ce faict, faire leur rapport par devant nous comme ilz verront estre affaire par raison : ce que lesdictz arbitres ont faict comme ilz nous ont rapporté en la presance desdictz advocatz et procureur du Roy, Essenault, Rougier et Bonyn. Et les avons assignés en notre maison, heure presante, pour illecq faire leur rapport par devant nous; et après ledict Essenault nous a requis, en presance dudict Bonyn, interroger et examiner les pouvres ladres habitans en ladicte leproserie sur le contenu en l'*intendit* mis par devers nous, pour, ce fait, dire ce qu'il appartiendra, et a sommé messieurs les gens du Roy adherer a son requisitoyre. A quoy ledict Ardent a dict avoir veu ledict *intendit* et estre signé de luy, et a adheré au requisitoyre dudict

Essenault pour, ce faict, requerir aussi ce qu'il appartiendra. Ledict Bonyn a dict, pour sa partie, que lesdictz pouvres ladres sont ses parties, et empesche leur examen; sur quoy, avons ordonné que lesdictz pouvres ladres seront ouys presentement l'ung empres l'aultre, a part et secretement, sur le contenu audict *intendit* mis par devers nous pour, ce faict, y avoir tel esgard que de raison. Faict audict lieu de la Leproserie de Limoges, par devant nous, lieutenant susdict, le sixiesme jour de novembre mil cinq cens soixante ung. — Et ledict jour, actendu que les susdictz expertz n'ont compareu pour fere leur rapport par devant nous, en noste maison, requerant lesdictz Essenault, Rougier et Poyat, avons ordonné qu'ilz comparestront demain, heure de sept heures de matin par devant nous, pour faire leur rapport comme ilz verront estre affaire, a peyne de cinq cens livres et de prison; et leur sera signiffié : ce que tost apres a esté signiffié par le commys de greffier subzsigné ausdictz arbitres, parlant, scavoir quant audict Picard, a Beligne Picard, sa filhe; quant ausdictz Moureau, Villegoureys et Mouraut, a leurs personnes; quant ausdictz Bureau, Rancon et Descoustures, a leurs femmes, et quant audict Guyonnet, a sa personne, qui n'ont faict aulcune responce. — Et advenant le lendemain, septiesme jour du moys de novembre mil cinq cens soixante ung, ont compareu par devant nous, lieutenant susdict, scavoir lesdictz Picard, Guyonnet [et Pierre Moureau] (1), Penicaud de Villegoureys, Moureau de Rancon et Pierre Moureau de Coignac en Poictou, en leurs personnes, lesquelz, apres serment par eulx faict sur les Evangilles, nous ont dict et rapporté avoir veu et visité tous les lougis desdictz pouvres ladres, ensemble l'esglize, tant par le dedans que par le dehors; et leur semble mesmes, ausdictz Guyonnet, Penicaud de Villegoureys et Mouraut, que le boys et futaies sont fort ruynés et ont besoing de prompte reparation; car n'y a aulcun boys que puisse servir que le boys de la couverture dudict logis. Et lesdictz de Rancon, Pierre Moureau, maistres massons, et Jehan Picard, ont dict que les murailhes dudict logis estre ruyneuses et concavées, et que, pour reposer lesdictes murailhes, il les faudroit habaptre, car ont besoing de prompte reparation. Lesquelz susdictz charpentiers ont aussi dict qu'ilz ne vouldroient entreprendre de appuyer ledict logis, encore que ladicte dame leur fornist tout le boys necessaire, pour soixante livres; et lesdictz maistres massons ont aussi dict qu'ilz ne vouldroient faire lesdictz murailhes pour cinquante escutz; car fault commenser despuys les fondements dudict logis, actendu que sont ruynés, percés, fenduz et vin... (2) en plusieurs endroictz, et, pour bien dresser les logis, est besoing ung arseau et voute pour empescher l'humidité que provient de la cave; car si c'estoit faict de planches, ne seroit de durée. Aussi est necessaire habaptre les deux murs des deux coustés dudict logis, parceque sont en emynant peril et dangier. Parquoy avons ordonné que, tant le Procureur du Roy, sindic desdictz

(1) Ces trois mots raturés.
(2) Mot illisible.

pouvres, que Bonyn, procureur de ladicte dame, seront assignés presentement a compareoir par devant nous pour, en leur présence, estre bailhé a pris faict, tant lesdictz appuys que murailhes : lesquelz pris faictz seront bailhés ausdictz ouvriers au rebays; et pour ce faire, commandement est faict au commys de nostre greffier aller signiffier nostre present appointement ausdictz procureur du Roy, sindic desdictz pouvres, que a Bonyn, procureur de ladicte dame. — Et apres, ont compareu par devant nous, Lieuctenant susdict, scavoir : ledict procureur du Roy, par Maledent, advocat dudit seigneur; ledict sindic des pouvres, par Rougier, et ladicte dame, par Me Pierre Poyat, ausquelz Maledent, Rougier et Poyat avons declairé que lesdictz arbitres avoient faict leur rapport, et lequel veu, avons ordonné que tant lesdictz appuys que murailhes seront faictz a pris faict : lequel pris faict seroit bailhé aux ouvriers au rebays. Lequel Maledent nous a requis interroger lesdictz ouvriers, s'ilz vouloient fere lesdictes reparations a pris faict. A quoy ledict Rougier a adheré. Sur quoy, nous, lieutenant susdict, avons interrogé, en presence dudict Poyat, lesdictz arbitres comparens comme dessus, s'ilz vouldroient fere lesdictz ediffices, lesquelz nous ont dict qu'ilz y vacqueroient en les fornissant de ce que sera necessaire esdictz ediffices et les payant de salaire compectant. Ausquelz avons interpellé declairer ce qu'il leur fauldroit. Lequel Guyonnet nous a dict qu'en luy fornyssant de boys compectant, a appuyer ledict logis, il le appuyeroit pour vingt cinq livres dans le temps que seroit dict. Et actendu que aulcun aultre n'a faict aultre offre, avons ordonné que ladite dame bailheroit entre les mains des administrateurs ladicte somme de vingt cinq livres, pour la bailher et distribuer audict Guyonnet; ensemble fera conduire audict lieu de la leprozerie le boys nécessaire audict appuyement; lequel Guyonnet appuyera ledict logis dans ung moys peremptoyrement; et, pour ce faire, bailhera bonne et souffizante caution; et lesdictz de Rancon et Moureau nous ont dict qu'ilz feroient lesdictes murailhes par la forme que dessus pour vingt escutz, en ce que ladicte dame leur forniroit et feroit conduire sur ledict lieu de la leprozerie, la piarre et aultres choses que seroient necessaires ausdictes murailhes. Par quoy, actendu que aulcun aultre ne s'est compareu que aist faict meilheur offre, avons ordonné que ladicte dame sera tenue bailher entre les mains des administrateurs ladicte somme de vingt escutz : laquelle somme lesdictz administrateurs seront tenus distribuer et bailher ausdictz de Rancon et Moureau, lesquelz se obligeront en la meilheur forme de fere lesdictes murailhes, par la forme que dessus, et bailheroient caution, que s'en obligera. Les quelles murailhes lesdictz de Rancon et Moureau seront tenuz fere et rendre faictes dans la prochaine feste de Pasques. Et aussi ordonnons que ladite dame sera tenue bailher et fournyr ausdictz massons ce que sera besoing ausdictes murailhes, et lesquelles sommes susdictes la dicte dame sera tenue bailher par la forme que dessus dans huictaine peremptoirement, pendant laquelle luy est permys de mener aultres charpentiers et massons pour fere lesdictz appuys et murailhes par la forme que dessus, a moindre pris, et s'en obligeront par la forme que dessus : aultrement, affaulte de ce faire, icelle escheue, est concedé executoyre desdites sommes, et donné mandement au premier sergent royal sur ce requis, contraindre ladite dame de La Reigle au paiement desdictes sommes par toutes voyes, manieres deues et raisonables. A quoy le dict Poyat n'a consenty, ains a appellé. — Et advenant le quatorzième jour de novembre audit an, audevant l'auditoyre royal de la cour de la seneschaucée de Lymosin, s'est compareu par devant nous, lieutenant susdict, Me Pierre Poyat, sans prejudice des appellations de ladicte dame, si aulcunes en y a, et sans desroger a icelles, au nom et comme procureur de ladite dame de La Reigle, que a dict que suyvant nostre dict appointement, il a faict visiter par charpentiers et massons ledict lieu de la Maison Dieu, et veoir les reparacions necesseres, et nous a presenté Michel de La Vault, m^e^ charpentier de la present ville de Limoges, qui a offert appuyer et mectre en asseurance ledict lieu de la Maison Dieu pour dix livres tournois, en ce que ladicte dame luy fournisse sur le lieu le boys necessere. Et a offert donner bonne et souffisante caution. Et s'est presenté aussi Jehan de Vaulx, bonnetier de Limoges, lequel a dict avoir veu et visité ledict lieu de la Maison Dieu et les reparations y necesseres tant de charpentarie que de massonnerie, et a offert fere faire le tout pour trente escutz au solelh, et donner bonne et souffisante caution de ce faire, en luy donnant delay compectant. Par quoy avons ordonné que ce que dessus sera monstré au procureur du Roy pour y venir dire ce qu'il appartiendra lundy, a deux heures apres mydy presizement. — Et advenant le dix septiesme desdictz moys et an, ce que dessus a esté monstré et signiffié a monsieur Ardent, procureur du Roy, audevant l'auditoyre royal de ladicte seneschaucée, par Jehan Lafon, commis de greffier, parlant a luy et en lisant, s'est compareu Me Marcial Essenault, au nom et comme sindic des pouvres ladres dudict lieu de la Maison Dieu et hospital de la present ville, lesquelz, apres avoir veu et leu lesdictes offres, ledict Essenault, audict nom, a requis estre mis en l'instance et appellé audict affaire et bailh de ladite caution, pour scavoir s'il est solvable et pour dire ce qu'il appartiendra actendu l'eminent peril qu'est audict lieu ; car le logis et habitation desdictz pouvres ladres thumbe par terre si promptement n'y est pourveu ; et fault que celluy qui sera caution, s'oblige fere faire non seulement les appuys et asseurance pretendus par ladite dame, mays aussi toutes reparations necessaires sans discontinuation, et rendre ledict logis et habitation desdicts pouvres lougeable et habitable, non poinct par provision, mays en telle commodité et estat qu'a esté advisé et ordonné cy devant, tant par nous que par les expertz, pour l'advenir, et ce dans un briefz delay qui luy sera bailhé pour ce faire, et ce au dict et ordonnance de gens ad ce expertz et entendus qui visiteront ce que sera faict, et feront rapport si les charpentiers et massons nommés et presentés par ladicte dame y auront faict toutes reparations necessaires ; et s'ilz ne les font, qu'elles et ses dictes cautions en soient responsables, et de tous inconveniens qui en pourroient advenir, l'ung pour l'aultre, et chacun d'eulx seul et pour le tout, au choix et eslection desdictz pouvres, sans qu'ilz soient tenus faire aulcune distraction de bien, si mieulx elle n'ayme fornyr argent aux administrateurs de ladicte leproserie pour ce faire du jour la journée (?) en sa presence ou de ses commys et depputés : ce que ledict sindic offre faire faire ausdictz administrateurs en leur bailhant matière et argent qui sont responsables de tout ce que dessus, protestant que en aultre condition et qualité lesdictes reparations et choses susdites ne doibvent estre bailhées et confiees audict de Vaulx. Dict ledict sindic qu'il ne le cognoist, et en bailhe actestations capables, responsables, et cogneuez : n'empesche lui estre bailhé, o (1) lesdictes cautions et qualites, non aultrement. Ladicte dame dict avoir faict et arresté marché avec les expertz qui ont desja mys la main a l'œuvre et y besoignent journellement. Par quoy ledict sindic, sans cause, empesche ladicte execution effectuelle. Ledict sindic a protesté comme dessus et dict qu'il n'a faict et ne veuct fere aulcun empeschement ad ce que dessus ; mays plustost avanser ce qu'il fault fere, protestant a deffault d'obeyr comme dessus. Ledict Procureur du Roy a employé la responce dudict Essenault. Et advenant le treiziesme de janvier an susdict (2), ledict Bonyn, pour ladicte dame, a dit que, sans cause, ledict sindic poursuit l'execution de fere appuyer le logis desdictz pouvres; car ce qu'il demande est faict, il y a ung moys dernier passé et davantage, et la maison mise en asseureté, et les pouvres qui demeurent dedans ne peuvent dire le contraire et en ont adverty ledict sindic comme ont dict. *Signé* Lamy. *Coll.* Delaporte. G. commis.

(Source non indiquée par M. L. Guibert).

VIII

Permission de quitter la léproserie donnée à un lépreux reconnu guéri (16 octobre 1477)

Permission accordée par le senechal de la dame abbesse de la Regle, le seize octobre mil quatre cent soixante dix sept, en presence du procureur de ladite dame, a Anthoine Truchat, prestre, demeurant lors dans la maison des lepreux de ladite dame abbesse appellée de la Maison-Dieu ou il avoit esté admis du mandement et de la permission de ladite dame, comme estant atteint de lepre, dont il avoit esté declaré par ceux qui l'avoint visitté, n'estre pour lors entaché, de se retirer ou bon luy sembleroit, et s'il tomboit dans ladite maladie de lepre, de revenir en ladite maison, d'y prendre sa place et jouir des droits de ladite maison, comme les autres lepreux d'icelle, à la charge de revenir

(1) Avec.

(2) 13 janvier 1562, nouveau style. L'année commençait encore à Pâques.

avant deux ans : passé lequel temps il n'y seroit pas receu sans ordonnance ». Extrait d'une procédure pour l'abbesse de la Règle.
(Archives nationales, série S, liasse 4847, n° 19).

IX

Lettres d'admission à la léproserie de la Maison-Dieu
(1572-1618)

Jeanne de Bourbon, humble abbesse du devot monastere de l'abbaye de la Regle en la Cité de Limoges et prieure du prieuré de la Maison-Dieu de Limoges, soussignée, avons receu humble supplication a nous presentée de la part de Marquet Martin et Liberale Boulanger, sa femme, pauvres lepreux, comme de ce nous est deüement apparu, tant par l'inspection de leur face et personne qu'aussi par le rapport de tous les autres pauvres lepreux, étant audit prieuré de la Maison-Dieu : premierement avons receu d'iceux le serment en tel cas requis et necessaire, et presté par les susdits aux Saints Evangiles, ayant touché le livre, pour jouyr des gages, préeminances et autres qualitez et conditions, comme ont fait cy devant les autres pauvres, qui ont esté et ont demeuré audit prioré, et comme faisoient les autres pauvres lepreux qui y sont de present. Et pour majeure fermeté, avons delivré et baillé nos lettres aux susdits conjoints pauvres lepreux en la meilleure forme; auxquels avons commandé y apposer nostre scéel ; et avons signé ces presentes de nostre seing naturel. Donné et fait en nostre maison abbatiale de la Regle, en laditte Cité de Limoges, le premier jour de janvier 1572 et en presence de M. Leonard Boisse, prestre, et de François Sorni, pauvre lepreux, témoins signez. Jeanne de Bourbon (1), et scellé.
Bonaventure de Saint-Amable : *Histoire de Saint-Martial,* t. II, p. 241.

Jehanne de Bourbon, humble abbesse du monastere et abbeye Notre-Dame de la Reigle en la Cité de Limoges, scavoir faisons a tous qu'il apartiendra que, a l'humble supplication et requete de Jehan Fermy, paoure ladre de la maladerie de Sainct Junien, nous inclinans a icelle en faveur de pieté, icelluy Fermy avons receu et recepvons, mis et mettons en la maison du prieuré de la Maison Dieu deppendant de ladicte abbeye pour en icelle maison vivre et habiter par ledict Fermy des aulmosnes et biens de ladicte maison, comme les autres pouvres malades d'icelle, tant qu'il nous plaira ; lequel Fermy a par devant nous promis et juré de bien fidellement et decentement vivre et converser en icelle maison, selon les louables coustumes et observances d'icelles, sans y faire ne commectre aucun exces, acte de dissolution ne aultre sinistre, et a faict et presté tout aultre serement au cas requis et accoustumé. Si donnons en mandement aux aultres pouvres ladres de ladicte Maison Dieu de icelluy recepvoir et admectre en ladicte maison et le

(1) Il faut peut-être lire : *Signé Jeanne de Bourbon.*

permectre et laisser y vivre avec eux des aulmosnes et droictz d'icelle comme ung chacun d'eulx, sans luy faire ne donner aulcung empeschement. Et en temoignage de ce, avons signé ces presentes de nostre main et seing manuel, et icelles faictes signer par le notaire soubzsigné, commis de notre greffier et secretaire. Donné et faict a Limoges, en notre abbeye, le vingt troisieme jour du mois de juing mil cinq cens soixante dix huict.

Par le mandement de madicte dame, Goubert.

Virgille du Pont Jarno, humble abbesse du devot monastéire de Notre Dame de la Reigle de la Cytté de Limoges, a cause de ladicte abbeye, prieure du prieuré de la Maison Dieu dudit Limoges. Est-il que ce jourdhuy soubz escript nous, abbesse susdicte, a la priere et humble supplication de Marguerite Lafon et de Francoys Nadaud, son filz et de feu Jehan Nadaud, demeurant a present en la malladerie de la ville de Chasluz, l'avons prince (?) admie (?) et receue en pouvre mallade lepreux audict prieuré et malladerie de ladicte Maison Dieu ledict Francoys Nadaud, filz dudict feu et de ladicte Marguerite La Fon, lequel nous a promis et juré sur les Sainctz Evangilles Nostre Seigneur, touché le livre, de vivre et converser chastement et honestement audict prieuré avecq les aultres pouvres mallades y demeurents, o (1) la charge de nous porter obeyssance ensemble a noz officiers et serviteurs, avecq honeur, proffit de nostre dicte abbeye procurer icelluy proffit et esviter le dommaige de tout son pouvoir et supporter pouvretté patiemmant, au mieulx que luy sera poyssible; balher et délivrer a la bource commune des aultres pouvres de ladicte malladerie tout ce que luy sera ausmoné et balhé dans les croix dudict Lymoges, et en randre bon et loyal compte; garder et observer les coustumes accoustumées, estre observées audict prieuré : lequel Françoys Nadaud, en ladicte qualité et condiction, avons mis en possession de pouvre mallade et mandiant dudict prieuré, pour jouyr doresenavant comme l'ung des aultres de partie d'icelluy prieuré par le bailh des presentes. Dont et desdictes choses et reception d'icelles luy concedons acte; et en foy et tesmoinnage de verité, avons cesdictes presentes signées et faict signer par notre gresfier et secretaire de ladicte abbeye soubz signé. Faict dans icelle abbeye le vingt huictiesme de novembre mil six cens dix sept, en presence de M. Jehan Laurans, prebstre, et Marcial Gentien (?) vigneron, habitans de ladicte cyté tesmoingtz a ce appelles. Le s[r] Gentien n'a seu signer.

Virgille du Pont Jarno, *abbesse de La Reigle*,
Martinaud, *notaire royal* (2).

(1) Dans le sens d'*avec*.

(2) On trouve dans l'*Histoire de Saint-Martial*, t. II, p. 241, 242, d'autres lettres, en date du 19 janvier 1622, admettant Philippe Fermy « en povre religieux du prioré et maladerie de la Maison-Dieu, o la charge de vivre chastement et converser honestement avec les autres povres religieux d'icelluy ».

Virgile du Pont Jarno, abbesse du monastere et abbeye de Notre Dame de la Regle de la Citté de Limoges et prieuresse du prieuré de la Maison Dieu pres et hors ladite Citté, membre deppendant de ladite abbaye. A tous ceulx qui ces presentes, verront, scavoir faisons que ce jourdhuy sous escript, a la priere, supplicacion et requeste de Phillipe Boullego, femme de Leonard Surnin, de ladite mallederye de la Maison Dieu, native de la malederye d'Aixe, presente et aceptant, nous l'avons prinse, admise et receüe pouvre et religieuze dudit prieuré et malederye de ladite Maison Dieu; laquelle nous a promis et juré sur les Sainctz Evangilles Notre Seigneur, touché le livre, de vivre et converser chastement et honnestement audit prieuré avec les autres pouvres et religieuses d'icelluy, nous prester et porter obeyssance ensemble à nos officiers et serviteurs et aveq honneur, proffict, utillité, et de notre abbaye procurer, garder et esvicter notre deshonneur et dommage a leur pouvoir et supporter pouvretté patiemment, au mieulx que luy sera possible, ensemble bailher et delivrer à la bource commune des pouvres de ladite malederye tout ce que par elle sera acquis et luy sera bailhé dans les croix (1) dudit Limoges, et en rendre bon et loyal compte, et prester le reliqua ; et n'allienner, vendre ne transporter aulcunement les biens qu'elle requera a l'advenir, sous les croix de Limoges, ne d'iceulx dispozer a la vye ni a la mort : en sorte que ce soit sans notre congé et permission ou de noz successeresses, que seront pour l'advenir, reservé pour leurs necessités tant seullement. Et oultre ce, gardera et observera les coustumes dudit prieuré; laquelle Phillipe avons mis en la possession des pouvres et religieulx dudit prieuré comme ung des......nes d'icelluy, par le bailh et tradition de ces presentes, a elle par nous bailhées, sauf en tout et partout notre droict et de ladite abbaye. Dont et desquelles choses en foy et tesmognage d'icelles, luy avons faict bailher et signer par le notaire royal heredictere soubzsigné ces pactes (?). Donné et faict en ladite abbaye Notre Dame en (*sic*) La Regle de ladite Citté, ez presences de Jehan Nailhas et Estienne Buisson, demeurantz serviteurs en ladite abbaye, tesmoints cognus et appellés. Lesdicts Boulego et Nailhas ont déclaré ne scavoir signer. Le dernier jour du moys de janvier mil six centz dix huict. Signé à l'original des presentes : VIRGILLE DU PONT JARNO, *abbesse de La Règle.* Par commandement de madite dame : DUFRAYSSEYS, *not. royal heredictaire.*

(*Arch. de l'Hôpital,* III, F. 1).

X

Lièvc de la Maison-Dieu (XVe siècle).
Rue de Maneignhe.

Titre par lequel il est dheu au prieur de la Maison Dieu, sur une mayson size en la rue de Maneigne, confrontant (?) a la maison de Jean

(1) C'est-à-dire dans la banlieue de Limoges. Les croix étaient placées à l'extrémité des faubourgs.

Bastier et la maison qu'a esté de Estienne Coral, la somme de vingt et cinq sols de rante et six deniers d'achept, 1242. Cotté D 62.

Recognoissance de x sols de cens sur une maison et four au Verdurier de Maneigne, entre la maison de Marie Massugi (?) et la maison de Guilhaume Marthoni, 1285. Cotté D 109. En marge : *Clément.*

Lettre de x^s sur une maison a Maneigne de cens et fondalité, icelle confrontant a la maison de Jean Donvige (?) et a la maison de Pierre Penentier (?), 1332. Cotté D 61.

Recognoissance de 30^s de cens sur une maison de Jean Drappier, sise au Marché Neuf, au prieur de la Maison Dieu. Cottée D 75.

Recognoissance de Pierre Beaussagier, de six deniers et six sols d'accaptement et cinquante sols de rante, sur ung clos qu'a esté deux Alsandres, sis pres les fauxbourgtz de Maneigne, entre le chemin qu'on va de la porte de la Cyté appellée de Trabozeu aux arbres des fauxbourgtz de Maneigne, et entre ung autre chemin par lequel on va de ladicte porte à la porte de La Maison des Freres Prœdicateurs de Lymoges du costé de l'esglise de St-Michel de Pistorie, et s'en va environ la closture de ladite maison des Jacobins à l'autre chemin cy dessus nommé, lequel clos est mouvant de La Regle, 1275. Cotté D 63.

Lettre de xxx^s de cens et six deniers d'achet sur la maison de Jean Drappier, size a Maneignie, 1291. Cotté D 37.

Autre lettre de 30^s et 18 d^{rs} d'achept sur une maison a Maneigne dudict Drappier, en l'an 1202. Cotté D 119.

Change faict entre Madame de La Regle et Pierre Benoit, de certayne rante dhue a ladicte dame sur le Mas Boriane, avec 25^s de rante sur une maison qu'a esté des Marteaux, size a Maneigne, apresent de Jean Lafosse, et autres rentes y designées, pour eschange. Cotté D 34, 1514. *Baignoly.*

Recognoissance de 40^s de cens sur une maison qui fust de Pierre Leymarie l'ayné, dict Tardarive, size en la grand rue de La Haute Maneigne, joignant la maison de chez Bertrand dict Patissou, et la maison de[s] Maison[s] Neufves, et la dicte rue d'autre. Cotté D 17. (*De Pinu*, 1448). En marge : *Rougier.*

Autre titre pour mesme rante. Cotté au dessus D.CC. (1486. Signé : *Amici*).

Rue du Clocher, en la Ferrerie (sic)

Fault chercher la cotte D 155 pour montrer que le prieur de la Maison Dieu est fontier d'une maison en la Ferrerie.

Acte judiciere de l'an 1397, cotté CC au sac des Dames, pour six solz de rante sur la maison de feu Jehan Bonhaud et celle de Guillaume Le Tondeu, rue du Cloche, deubz a la communaulté.

Recognoissance de vingt solz de rante fontiere sur la maison de Jean Chirac, rue du Clocher, avec la procedure a cause de ladite rante, contre Jacques Dupetit et Bartazard Boubiat, tenentiers de ladite maison, De l'an 1579 (?). Cotté. En marge : *Rom. et Plessis.*

Recognoissance de Pierre de Geneti à (?) Catharine de La Vergnie, sa femme, de certaine maison qui a esté de Gerbau (?), en la rue de la Ferrerie confrontant a la maison des heritiers de Mathieu Courtin, du costé de l'eglise Sainct-Michel, et la maison de Pierre Le Chasseur, acquise de Martial Rougier dict Guilhabrote, qui a esté de Pierre de La Vergnie dict Gerbau (?), et La Mouthe par derriere, au debvoyr de dix solz de cens, de l'an 1523. *Baignolli*, fol. 102. En marge : *Le Moine, libreire.*

Recognoissance de Martiau Rougier, d'une maison en la rue de La Ferrerie, qui a esté de Denis Vilate dict Monfayon, entre la maison de Merigot Vigier dict Courtin par le hault, et la mayson de Pierre Genesti, qui a esté de Gerbeau d'autre, et ladite rue de La Ferrerie, d'autre, au debvoyr de unze solz de cens. En marge : *Deflotes.*

Recognoissance de six solz de cens et fondalité sur la maison de Guilhaume deu Bourg, coustelier de la ville de Limoges, sur certaine maison qui a esté la Gouvernade en la rue du Clocher, entre la maison de Jehan Moutard, barbier, d'une part, et la maison des héritiers de Noël Proumeyrat, qui faict le coing par le hault, d'autre part, et la rue du Clocher, d'autre, avec tous droicts de fondalité. *Baignolli*, fol. 18, 1518. En marge : *Maison en hault de la rue du Clocher. — Chez Baratier.*

Récognoissance de Pierre Lobre, marchant de Limoges, de certaine maison en la rue de La Ferrerie, et ses appartenants, entre la maison des heritiers Mathieu Vigenaud par le bas, d'ung costé, et la maison des heritiers Heliot Fourissou par le haut et la Mothe par derriere, au debvoyr de seize deniers de cens, *Huguenaudy*, fol. 23. En marge : *Benoist*, apoticaire; a presant chez Rene.

Recognoissance d'Estienne de La Vergnie, courdonnier, d'une maison en la rue de La Ferrerie, acquise de Jehan Mathieu, orfeuvre, entre la maison de Jehan Villate, pelletier, d'une part, et la maison de Pierre Garrige, barbier, d'autre, et la rue de La Ferrerie par le devant, de la Mothe par le derriere, au debvoyr de 10^{s} de cens. De l'an 1460, *Dupin*, fol. 279. En marge : *Le Moine.*

Recognoissance de Guilhaume Villate, pelletier, douze solz de cens pour cause de deux tierces parties de certaine maison qui a esté de Jehan Mathieu, située en la rue de la Ferrerie, entre la maison de Jehan Courtaud, marchant, d'une part, et la maison ou partie de ladite maison d'Fstienne de La Vergnie, cordonnier, d'autre part, et La Mothe par derriere, et la rue par le devant, de l'an 1458. *Dupin*, fol. 276. En marge : *Deflotes.*

Martial Fayolle, dict Legaye, coustelier, a recogneu diz solz de cens sur sa maison sittuée en la rue du Clocher, entre la maison de Mr Jaquet Montoudon, d'une part, et la maison de Jacques de Boubon, coustelier, l'an 1502. En marge : *Rom.*

Rocognoissance de Guilhaume Villate, pelletier, d'unz solz de cens sur une maison de la rue de La Ferrerie, sittuée entre la maison de Jehan Courtaud, marchant, d'une part, et la maison de Estienne de La Vergnie, d'autre, et La Mothe par derière d'autre, de l'an 1466. *Huguenaudi*, folio 100. En marge : *Deflotes.*

Recognoissance d'Estienne de La Vergnie, d'une maison en la rue de La Ferrerie, qui a esté de Jehan Mathieu, entre la maison de Pierre Jarrige, d'une part, et la maison de Guilhaume Villatte, d'autre, et la Mothe par derriere. *Huguenaudi*, folio 97. En marge : *Le Moyne*.

Recognoissance de Jehan des Moulins, marchant, en la rue publique de La Ferrerie (ou Fornerie), située entre la maison de Martial Bonnefon, apoticaire, d'autre part, et la maison des Soudoueyrauds, d'autre, au devoyr de dix solz de cens. En marge : *Jouvie*.

Recognoissance de Jehan Chirac, hospte, d'une maison de la rue du Clocher, entre la maison des heritiers de Jehan le Roy, peintre, d'une part, et la maison des heritiers d'Estienne Masauld, d'autre, au devoyr de vingt solz de cens, a cause des anniversaires. *Hugenaudy*, fol. 49. En marge : *Rom* et *Plesis*.

Recognoissance de M. Mathieu Delage, d'une maison en la rue de La Ferarie, acquise de Pierre de La Vergnie, entre la maison de Pierre Vigenaud, d'une part, et la maison des heritiers d'Estienne Le Picart, d'autre, et ladite rue, d'autre, et a (*sic*) la Mothe, autre, au devoyr de dix solz de cens, avec l'investiture, l'an 1488. *Lavandier*, fol. 53. En marge : *Le Moyne*.

Rue de Mayrebuou et Boucherie

Recognoissance de douze deniers de cens et fondalité, et six deniers d'achept, sur une maison en la rue de Mayrebœuf. Cottée D 80.

Recognoissance de Jean Chapdereys de 7^s 5^d et 18^d d'achept, sur une maison en la Poyssonnerie, qu'a esté de Jean Reynaud, et sentence arbitralle pour la manutention de la dicte rente. Cottée D 77.

Bailhette perpetuelle d'une mayson, plassage, soubstarrot (*sic*) et eysside sis en la rue de Mayrebuou, a present convertie en jardin, faisant le coing vis à vis de la porte St Nicolas de St Pierre, sortant d'icelle pour aller a la ruette de Vielhas Claux, devant la mayson et jardin ches Eyssenaud, pour 40^s cens, et 1^s d'achept. 1301. Signé : *P. Zeorge*. Cotté D 40.

Sentence de maintenue de 2^s de cens dheus sur une maison subhastée, size pres le petit cemitière de St Pierre. Cottée D 141.

Sentance avec une recognoissance de x^s de fondalité, sur une maison size en la Basse Boucherie. Cottée D 10.

Lettre de cinq sols de rante sur une maison en La rue de Meyrebeuf. Cottée D CC.

Lettre faysant mention de 17^s 5^d de rente sur une maison d'ung nommé Jean Faure et sur celle de Reynaud, size devant les degres du Queyroir, de laquelle le segneur de Trenchalion en est seigneur en partye. Cotté D. j.

Tiltre faisant mention de certaynes maisons sizes en la rue de Mayrebuou, avec les rantes dheues sur icelles, le tout en fondalité. Cotté D 18.

Recognoissance de 27^s 6^d de cens et 18 deniers d'achet plus 2 deniers de reassance et 18 deniers d'achept sur une maison size devant les degres du Queyroir, ou l'on vend les pains, entre la maison de Pierre Aleyme et la maison de Laurans Sudour, 1288. Cottée D 7.

Mayrebouou (sic) *et Boucherie*

Lettre par laquelle il est dheu au Prieur de La Maison-Dieu la somme dissept (*sic*) sols et six deniers sur une mayson size au queyroy du Gras de la dicte ville, soubs la cotte D 47.

Permutation faicte avec le prieur de La Maison-Dieu, d'une rante qu'il avait sur une maison en la rue d'Eygoulene, avec 4^s de cens sur une mayson size en la rue de Mayrebuou, devant le portal de St-Nicolas de St-Pierre, confrontant a la maison dudit Prieur par le devant, et par le derriere, et entre les maisons neufves dudict prieur, ung chemin entre deux, 1312. Cottee D 6.

Recognoissance de dix sols de rante sur une mayson qu'a esté de La Sarrette, sise devant le cemitiere de St-Pierre, entre la maison de Jean Boulhon et la maison appellée de la vicayrie de la Messe matutinale et ladicte esglise, soubz la cotte D 54.

Recognoissance de vingt et sept sols et six deniers de cens et fondalité, sur une mayson qu'a esté de Textor, size devant les degres du queyroyr de St-Pierre ou l'on vent le pain, avec ses appartenances de devant et derriere, soubz la cotte de D 2.

Donation faicte au prieur de La Maison-Dieu par ung nommé Helies Robert, de vingt sols et troys deniers de cens sur une maison joignant le chaffaut (*sic*) de Boucherie. Cottée D 90.

Recognoissance faicte par Guilhaume Bartholomie, peintre, d'une maison size en la rue de Mayrebuou, pour 20^s de cens et fondalité. Cottée D 8. En marge : 20^s c.

Lettre de deux sols de rante dheubz au Prieur de la Maison Dieu sur une mayson d'Estienne Faure, size devant le cemitiere de St Pierre. Cottée D 107. En marge : 2^s c.

Lettre portant recognoissance faicte au Prieur de La Maison Dieu de vingt et sept sols et six deniers de fondalité et neuf deniers d'achept sur une maison sise pres le carrefour ou gras de Lymoges. Cottée D 59. En marge : 7^s 6^d c.

Enqueste faicte par Madame de La Regle pour 50 sols de cens sur une maison size pres l'esglise de St Pierre en la rue appelée de Mayrebuou entre la rue publique qu'on va de ladicte esglise a Vieilhas Claus, et le jardin de Jean Julhen et la rue publique de Mayrebuou, d'autre, pres le baptizadour (1). Cottée D 53. En marge : 50^s cens.

Recognoissance de 8^s de cens et fondalité sur une maison en la rue de Mayrebuou, entre la maison qu'a esté de Guilhaume deus Faux, et celle d'ung nommé Doumenge et apres luy de Guilhaume Balaro,

(1) Serait-ce le vieux baptistère de Saint-Jean, dépendant de Saint-Martial et mentionné aux actes du Concile de 1031.

plus dix sols de rante perpetuelle sur ladicte mayson. Cottée D 106. En marge : 8ˢ cens; 10ˢ rante annuelle.

Tiltre par lequel appert estre dheu sur une maison au descendant de Maneigne la somme de 40ˢ de cens et fondalité. En marge : *Rogier*.

Plus sur ung autre *(sic)* qu'a deux grandes arcades de pierre, size audict lieu, ung obole de cens *cum uno sterli*, de la valeur de quatre deniers d'achept, en l'an 1380. Signé : *Balbiac*. Cotté (1). En marge : *Roulhat*.

Rue d'Eygoulene

Recognoissance de 3ˢ de cens dheubs sur une mayon qu'esté de Messire Jacques Deschamps, prebtre et curé de Soubrevas, confrontant a la maison de Pierre Lafourie et la maison de Martial Guilhotaud, en l'an 1465. Signée : *Hugonaudi*, avec ung exploit. Le tout cotté D 28.

Recognoissance de troys maysons sizes sur l'estang de la font d'Eygoulene, qu'ont este d'Aymar Descartz, entre la mayson de Lageneste et la maison de Laurens Salarier avec leurs appartenances, sur l'une desquelles, qu'est la plus grande, est dheu six sols de cens et ix deniers d'achept, et sur les autres deux petites est dheub 3ˢ vid de cens et quatre deniers d'achept, en l'an 1298. Cottée D 122.

Recognoissance de Guilhaume Throl, boulanger, de 20ˢ de cens et fondalité, laquelle a appartenu a une nommée La Geneste, size sur la font d'Eygoulene, devant la maison de Jean La Roche, *lo paratier* d'une part, et la maison de Jean Corrieras, *lou plassidier*, et la mayson de Pierre Joudri, et le surplus de 9ˢ et neuf deniers de cens fust changé par ledict Prieur avec 4ˢ que ledict Trolh avoit sur une maison a Vieilhe Monnoye, entre la maison de Pierre Deuves d'une part, et la maison de Guilhaume Les Fayes, et plus sur une autre mayson size en la rue de Mayrebuou, devant la porte St Nicolas de St Pierre, entre les maisons de Pierre Deuveys par le devant et derriere, et les maisons neufves dudict Prieur, une petite rue entre deux, en 1312. Cottée D 73.

Nota qu'au pacquet d'Eygoulene, y a ung tiltre dans lequel il n'est parlé du Prieur de La Maison Dieu, ne de La Regle, par lequel est dheub xˢ de rante a quelqu'un qui n'est specificié, sur la maison de Rivet, et y a au dessus dudict tiltre : Cotté que Madame (2) pretand estre fonciere de ladicte maison.

Recognoissance en pappier, 1587, de Coulaud et Pierre Barny dictz Vergnauds, d'une maison a Eygoulene, confrontant a la maison de Nicolas Toulhon, sergent, a celle des hoyrs de Joseph Chastain et le dernier de la maison de Joseph Defflottes et la rue par devant, pour 9ˢ. Cotté RRR.

Recognoissance de quarante solz de rante et fondalité sur une maison scize en la rue d'Eygoulene, ladicte rante reservée a ung nommé Martial

(1) Cotte restée en blanc.
(2) L'abbesse de La Règle.

Bardin, de Limoges, de laquelle Madame est fontiere. Les confrontations ne se peuvent voyr, a cause que la lettre est effacée. Cottée D 20.

Recognoissance de troys solz de fondalité deubz a Madame sur une maison scize en la rue d'Eygoulene de Limoges, confrontée entre la maison Pierre La Forie, d'une part, et la maison Martial Guillottaud, d'autre. Cottée D 28.

Recognoissance de sept solz tournois de rante deubz a Madame sur une maison de Pierre de Brenager, scize a Limoges, en la rue du Chevalet, confrontée entre la maison de Anna, d'une part, et la maison des Bermonds, d'autre. Cottée D 44.

Contract de recognoissance de trante solz troys deniers en fondalité sur une maison scize au dessus la Fontaine d'Eygoulene, entre la maison de Jehan Carrier, d'une part, et la maison de Pierre Jandie, d'autre. Cottée D 73.

Lettre de six solz six deniers de rante, donnés aux pauvres de La Maison-Dieu sur une maison sittuée en la rue appelée de Bellier, entre la maison de Francoys Sillice, d'une part, et la maison Elie Rogio *(sic)*, d'autre. Cottée D 82.

Recognoissance de la mesme année de quatre solz de rante, deubz au Prieur de La Maison Dieu sur deux maisons contigues, sittuées en la rue des Combes; entre la maison de Geral Fossillet, d'une part, et la maison qui estoit a Pierre de Cromens (?), d'autre. Cottée D 116.

Recoignoissance faicte par Pierre Jaudry de Limoges et Pierre Jaudry, au Prieur de La Maison Dieu, sur une maison sittuée prosche la fontaine d'Eygoulene de Limoges, confrontée entre la maison de La Geneste, d'une part, et la maison Laurans Salacie, d'autre, au devoyr de six solz de cens et fondalité. Cottée D 122.

Recognossance faicte sur une maison sittuée a Limoges, pres la fontaine Sesmonts (1), entre la maison Jacques Mansa, d'une part, et la maison de Pierre de Corlie, d'autre, au devoyr de deux solz de cens et fondalité et six deniers d'acaptement. Cottée D 129.

Ratification d'assance faicte de Madame de La Reigle et André des Temps de Limoges, sur ung solar sittué a Limoges, en la rue d'Eygoulene, confronté entre la maison Mathieu Benedit, d'une part, et la maison de Laurans Vinhenaud, d'autre, au devoyr de neuf solz de cens et fondalité dheubz a Madame de La Reigle. Folio 84.

Recognoissance faicte par Martial de Leyssene, de Limoges, a Madame de La Reigle sur une maison sittuée a Limoges, en la rue des Boulangers, entre la maison de Jehan de Lascuras, d'une part, et ladite rue de Bolangiers, d'autre, au devoyr de deux solz de cens. Fol. 87.

Recognoissance faicte, en l'année 1464, a la dame de La Reigle, par Jehan de Magentat, manouvrier de Limoges, de certaine maison scize jouignant le ruisseau des baris de Magninie, confrontée entre la maison de Jehan Bayle, d'une part, et la maison de Jehan Jossier, d'autre, au devoyr de cinq solz de cens. Fol. 28. En marge : *Hugenaudy*.

(1) Inconnue Peut-être mauvaise lecture, pour Servière.

Recognoissance de Barthelemy Pol, manouvrier de Limoges, de certaine maison sittuée a une ruette des Combes, entre la maison de Jacques La Brugiere, d'une part, et la maison dudit Barthelemy, d'autre, au devoyr de cinq solz de rante. Folio 30.

Recognoissance faicte par Catherine Savie, veufve de feu Jehan Savi, de Limoges, sur une maison sittuée en la rue par ou l'on va du ruisseau a la porte de Montmalier, d'une part, et la maison de Laurent Murat, d'autre, au devoyr de cinq solz de cens. Folio 60.

Recognoissance faicte par Geral de Laton, de la parroisse de St Michel, sur une maison sittuée en la rue de La Charreterye, que souloit estre a Jehan Chevallier, confrontée entre la maison Jehan Bonne, d'une part, et la maison Pierre La Soury, d'autre, au devoyr de troys solz de cens. Folio 71.

Recognoissance de la mesme année, faicte par Mathieu Voudra, de la parroisse St Michel, sur une maison sittuée aupres de la fon d'Eygoulene, entre la maison des heritiers Chambarest, d'une part, et la rue publique qui va de la porte (1) Eygoulène *(sic)* à la porte de La Rene, d'autre. Folio 73.

Recognoissance faicte par Bernard Beyssinet de Limoges, sur une maison scize pres l'arbre d'Eygoulene, le chemin qui va a la porte de La Rene, d'une part, et la maison Mathieu Boudres, d'autre, au devoyr de neuf solz de cens. Fol. 78.

Recognoissance faicte par Laurans Vinhenaud, de Limoges, sur une maison scize au canton de Bottin, en la rue publique par ou l'on va, de l'Arbre d'Eygoulene a La Porte de La Rene, d'une part, et la maison Bernard Beyssines, d'autre, pour neuf solz de cens. Fol. 74.

Recognoissance de la mesme année, faicte par Pierre La Sourrie, de Limoges, sur une maison scize a Limoges, au canton de Bottin; confronte entre la rue qui va de l'arbre d'Eygoulene aux murailhes de la ville, d'une part, et la maison qui souloit estre a Jacques de Campis, curé de Soubrevas, d'autre, au devoyr de troys solz de cens. Folio 75.

Baillette faicte par la dicte dame a Jehan Damet, parroisse de Soubrevas, d'une maison scize au Cloistre de Limoges, entre la maison de Mathieu et Jammet Benedic, d'une part, et la maison de Pierre La Fourie, d'autre, au devoyr de troys solz de cens. Fol. 132.

Recognoissance de neuf solz de rante sur une maison de Pierre Vigier, manouvrier de Limoges, scize en la rue d'Eygoulene, qui a esté de Mathieu Boudy, entre la maison Leonard Barny, d'une part, et la maison de André des Campis, d'autre. Folio 9. En marge : *Bagnolly.*

Aultre recognoissance de neuf solz de cens sur la maison de André des Campis, qu'a esté de Bernard Bossinau, de Limoges, sittuée pres la fontaine d'Eygoulene; confronte entre la maison Pierre Vigier, d'une part, et la maison Pierre Vigenaud, d'autre. Folio 70.

Aultre recognoissance de neuf solz de cens sur la maison de Jehan

(1) Il n'y a jamais eu de porte d'Eygoulène. Il faut lire probablement « la font » ou « l'arbre », au lieu de « la porte ».

Forneau, pelicier, et Pierre Vigenaud, de Limoges, size au dessus la fontaine d'Eygoulene, entre la maison Anne Beneychet, femme a Martial Noailher, d'une part, et la maison André de Campis, d'autre. Fol. 10.

Recognoissance d'une maison size en la rue de Biscolle, entre la maison Guidoulet Larchadre, d'une part, et la maison des Parnantiers (?) de Masbalent, d'autre, au devoyr de cinq solz de cens en fondalité. Fol. 64.

Archives de l'Hôpital, III, B 3.

XI

Constitution de rentes à la léproserie de la Maison-Dieu par Barthélemy de Drouilhes et autres (1252)

Universis presentes litteras inspecturis Officialis curie Lemovicensis salutem in Domino. Noverint universi quod Bartholomeus de Drulhis, burgensis Castri Lemovicensis, helemosinarius Mathei de Drulhis quondam fratris sui defuncti, comparens personaliter pro se et procurator pro Audierio Yterii et Johanne de Peirato, de la Claustra, cohelemosinariis suis, in nostra presencia constitutis, asserens fide data se ab aliis cohelemosinariis suis recepisse mandatum super hoc speciale, — recognovit in jure coram nobis se vendidisse et perpetuo concessisse, pro se et aliis et liberis ipsius defuncti, confratrie Sancti Spiritus que est Domus Dei Leprosorum Castri Lemovicensis duos solidos Lemovicensis monete renduales, cum duobus denariis de acaptamento, cum dominio in domo Petri de Manso, sita inter domum B. de Manso et domum Bernardi Raya, et duos solidos et dimidium rendualem in domo Johannis Fornerii cum tribus denariis de acaptamento, et cum dominio sita juxta domum Chatardi, et undecimo denarios renduales in domo Aymerici Tessaur, cum quodam obolo de acaptamento et dominio, in domibus Petri Laustrue et Aymerici de Sollempniaco; et duodecim denarios renduales in domo Aymerici Tessaur, cum quodam obolo de acaptamento et dominio : que domus site sunt in rua per quam itur a civorio Sancti Geraldi ad portam de Pichavacha juxta fossatum, pretio sex librarum Lemovicensis monete, de quibus idem Bartholomeus recognovit gratum suum plenarie habuisse pro se et aliis in peccunia numerata, renuncians pro se et aliis exceptioni non numerate peccunie, et eciam non recepte, et omni auxilio et beneficio juris canonici et civilis, si quid posset eidem competere et dicte confratrie nomine in hoc facto. Promisit etiam quod vendicionem concessionem hujusmodi concedi faceret a dictis liberis quam cito pervenerint ad etatem. Recognovit eciam quod dicti denarii renduales movebant de dominio dictorum liberorum dicti defuncti et quod erant in berzezatge, videlicet sex denarii de qualibet libra si vendi oporteret. Et promisit amplius se soluturum expensas litterarum presencium si aliqua appareret. Si quis vellet retinere (?). Et devestiens se idem Bartholomeus pro se et omnibus aliis predictis, de premissis omnibus, investivit de premissis Paschalem Christiani, presbiterum baylivum pro tempore dicte confratrie, pro confratria predicta, promittens, prestito juramento, se contra premissa per se vel per alium de cetero non venturum et se gariturum et defensurum premissa ab omni homine prout erit de jure. In cujus rei testimonium, sigillum curie Lemovicensis presentibus duximus apponendum, sine juris prejudicio alieni. Datum XIII° kalendas januarii anno Domini M°CC° quinquagesimo secundo.

Arch. de l'Hôpital, III, C 3.

XII

Arrêt du Parlement de Bordeaux condamnant l'abbaye de La Règle à payer 12 setiers de froment et 6 setiers de seigle à la léproserie de la Maison-Dieu. 1498.

Entre le sindic des pouvres ladres de la ladrarie de Maison Dieu de Limoges, demandeur et requerant l'enterinemént de certaine requeste, comparant par maitre Domenge Deschamps, son procureur, d'une part, — et Jehan du Peyrat, esleu pour le Roy au hault pays de Limosin, Mathieu Benoit, Pauli Degenteaulx et Penot Thoniaud, bourgeois et marchans de la ville et Cité de Limoges, au nom et comme commissaires par autorité de la Court de Parlement, a Bourdeaulx, commissaires et depputez à lever les fruitz de l'abbeye de Notre Dame de la Regle en ladicte cité de Limoges deffendeurs, comparens par maistre Jehan Turinet, substitut de maistre Mandon La Vergne, leur procureur, d'aultre.

Veu par nous, Bertrand de La Cassaigne et Aymar de Maleville, conseillers du roy nostre sire en sa dicte court de parlement, et commissaires par icelle depputtez en ceste partie, ladicte resqueste, ensemble les pieces et producions desdites parties, mises et produites par devant nous, et considerée la matiere dont est question, qu'est favorable et du consentement desdites parties, enterinant ladite requeste dudict demandeur, avons condempnés et condampnons lesdicts deffendeurs commissaires susdicts à payer dedans quinze jours prochainement venans douze septiers de froment et six septiers de seigle deuz ausdictz demandeurs, de l'année Mil CCCC IIII^xx et quinze, et des quelx en ladicte requeste est plus a plain faicte mention, et baillant par ledit demandeur ausdictz deffendeurs bonnes et souffissantes caucions jusques a la valeur dudict blé, et, en payant ledict ble audict demandeur par lesdicts deffendeurs, il leur sera alloué en leurs mises et fais despens du present jugement et pour cause. Et au surplus, viendront lesdites parties proceder par devant nous sur le principal de ladicte matiere ainsi qu'il appartiendra par raison au moys. Si donnons en mandement, par ces mesmes presentes, au premier huissier, etc. Donné et faict en la salle du palays royal de l'Ombriere, yssue de ladicte court, le XIII[e] jour de jung, l'an Mil IIII[c] quatrevingt dix huit.

Arch. de l'Hôpital, III, B 13.

XIII

Sentence de Martial Bermondet, sénéchal du Limousin, condamnant l'abbesse de La Règle à payer diverses rentes à la léproserie de la Maison-Dieu (1506).

Martialis Bermondet, dominus Sancti Symphoriani, consiliarius domini nostri Regis, locumtenensque generalis nobilis et potentis domini, domini gubernatoris et sennescalli Lemovicensis. Notum facimus universis quod, evocata hodie causa in presenti curia mota inter pauperes leprosos Domus Dei Lemovicensis, actores, per magistrum Johannem Robini, cum honorabili viro magistro Johanne Lapini, in legibus licenciato, eorum advocato et procuratore, ex una parte, et dominam abbatissam de Regula, civitatis Lemovicensis, deffensore, per magistrum Johannem de Ulmo, comparente, ex alia parte : cum jamdicti actores paterent et requirerent et in super hoc quod ipsi actores pecierunt, prout alias pecierant, ipsem actricem condempnari et condempnatam cogi et compelli viribus pretoris (?) ad dimidium solvendum et tradendum eisdem actoribus in qualibet ebdomade unam quartam partem mutonis boni et competentis et eciam sex marpheas, duas parvas turrendas et unam quartam vini, necnon arregragia dicti redditus expost primam dominicam mensis septembris ultimo preteriti usque ad quartam dominicam dicti mensis et de dicta die quarta dominica usque ad diem subscriptam, retinuit dictas res ? turrendas et omne vinum. Quapropter tenetur dicta rea, ex rea dicti redditus, in quatuor quarteriis mutonis, triginta panibus albis et viginti sex turrendas et tredecim quartas vini; et eciam inter cetera fuit dicta rea condempnata ad solvendum et tradendum dictis actoribus tredecim pintas vini boni, tredecim marpheas, et unum mutonem : quarterium in quolibet festo Beate Marie sicuti in festis Conceptionis, Nativitatis, Incarnacionis, Assumptionis Beate Marie et totidem in quolibet festo omnium Sanctorum; et de premissis et ultra premissa, restat eisdem actoribus duos quarterios mutonis, viginti sex pintas vini et sexdecim malpheas : nec non ad tenendum dictam Domum Dei occlesiam et domos pauperum Leprosorum ejusdem domus ediffìcatas et copertas in bono et competenti estatu, cum ordinaciones ex parte (1)
gendorum; et ipsi actores peterent, ut alias petierunt predictum (2

(1) Effacé.
(2) Effacé.

dictam actricem impetitis ac condempnari jamdicta actrix dixit nullas hactenus causas inquirendas quotiens ipsa condempnetur in premissis. Quo circa, Nos locumtenens, predictam abbatissam in premissis de suo consensu condempnavimus et presencium tenore condempnavimus ad solvendum, dandum et tradendum eisdem actoribus predictas summas vini, panis, malphearum, tortarum et mutonum et ad continuandum a cetero dictum redditum nec non ad restaurandum, edifficandum et reparandum dictam domum et ecclesiam dictorum actorum ad ordinacionem dictorum proborum expertorum suis expensis. Et hoc quathinus tangit dicta victualia et alimenta judicialiter et sine mora et quathinus concernit dictam reparationem, infra mensem absque usu et consuetudine aliquibus. Dantes preterea in mandatis primo servienti regio super hoc requirendo dictam ream ad premissa faciendum, cogendum et compellendum per captionem sue temporalitatis et per quecumque alia juris remedia donec provideatur remedia, donec cum effectu compellendo usque ad solucionem totam (?) liberetur per quecumque juris actum judicialiter in curia domini Senescalli Lemovicensis stanta, die vicesima mensis decembris, anno Domini millesimo quingentesimo sexto. — Judicis, locumtenens senescalli.

(Source non indiquée par M. L. Guibert).

XIV

Lettres patentes pour l'union à l'hôpital de Limoges d'une rente de 150 livres payée précédemment par l'abbesse de La Règle à l'ordre de de Saint-Lazare (1695).

(Extrait des registres du Conseil privé du Roy)

Veu par le Roy en son conseil les avis du sieur evesque de Limoges et du sieur de Bernage de Saint-Maurice, conseiller de Sa Majesté en ses conseils, maître des requestes ordinaire de son hotel, intendent et commissaire departy en la generalité de Limoges, sur l'employ a faire au proffit des pauvres des biens et revenus des hospitaux et maladeries mentionnez du dioceze de Limoges, en execution de l'edit et des declarations des mois de mars, avril et aoust mil six cens quatre ving treize, Ouy le rapport du s[r] de Ribeyre, conseiller d'Estat, et suivant l'advis des sieurs commissaires deputtez par Sa Majesté pour l'execution desdits edits et declarations et tout consideré, le Roy en son conseil, en execution desdits edit et declarations, a uny et unit a l'hopital de la ville de Limoges, cent cinquante livres de redevance annuelle dont est chargée la dame abbesse de l'abbaye de La Reigle au lieu des pantions et rentes qui se payoient anciennement aux lepreux par la dame abbesse de ladite abbaye, suivant l'arrest du Conseil du vingt-deux avril dernier, pour estre lesdites cent cinquante livres de redevance employees a la nouriture et entretien des pauvres dudit hopital. Et pour l'execution du present arrest seront toutes lettres necessaires expediées. Fait au Conseil privé du Roy, tenu a Paris, le deuxiesme jour de septembre mil six cens quatre vingt quinze. Collationné. Signé : *Desvieux*.

Collationé par Nous, Conseiller Secrétaire du Roy, maison, couronne de France et de ses finances. — ROULHAC (1).

Arch. de l'Hôpital, reg. B. 496, p. 383.

(1) A la suite, on trouve la copie de lettres patentes données au mois de novembre 1696 pour l'exécution de cet arrêt.

TABLE DES MATIÈRES

APPENDICE

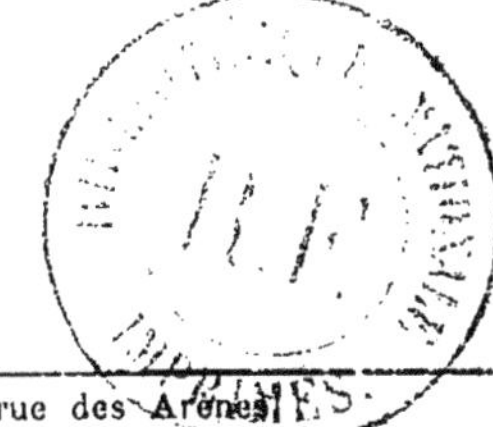

Limoges, imprimerie Ducourtieux et Gout, 7, rue des Arènes.

www.ingramcontent.com/pod-product-compliance
Ingram Content Group UK Ltd.
Pitfield, Milton Keynes, MK11 3LW, UK
UKHW012226240726
13966UKWH00003B/975